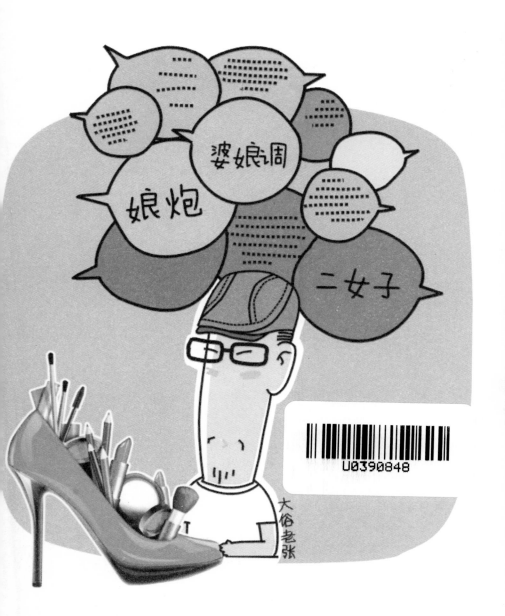

根据男女两性的不同形象，他们的爱好也是规定好的。男人应该喜欢机车、武器和小钢炮，而女人则要去喜欢衣服、口红和高跟鞋。如果反过来，男人喜欢口红和高跟鞋，大家就会认为他有病……

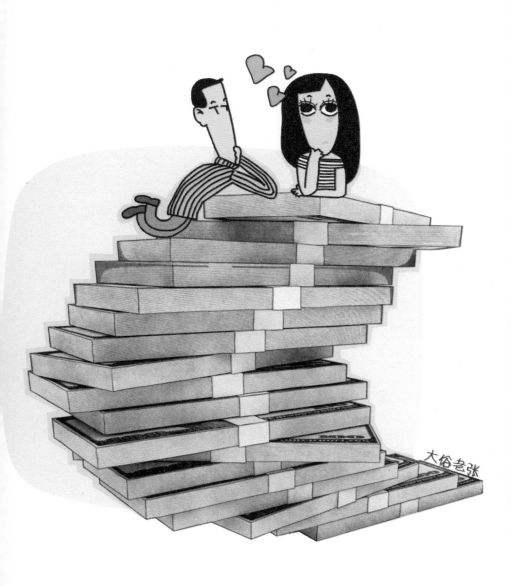

良好的亲密关系可以带给人们安全感，提升自尊感和价值感，获得更多自信心，也能帮助他们体验到更多平静、力量和勇气，这些都将促进他们在事业上取得更多成就。

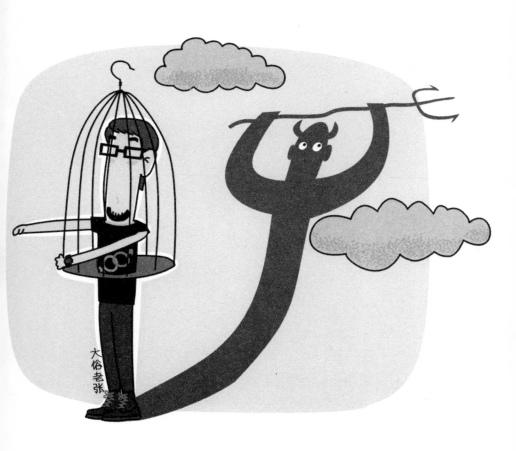

性窒息不是健康的解决性需要的方式，恰恰相反，这是随时可能危及生命的习惯，并且这个习惯并不只是小癖好那么简单，它很可能是严重的心理或精神创伤导致的问题行为，或许当事者生活的其他层面——人际关系、事业发展、心理情绪等——也遇到很多困扰，只不过都以性窒息的方式去逃避和冲淡而已。

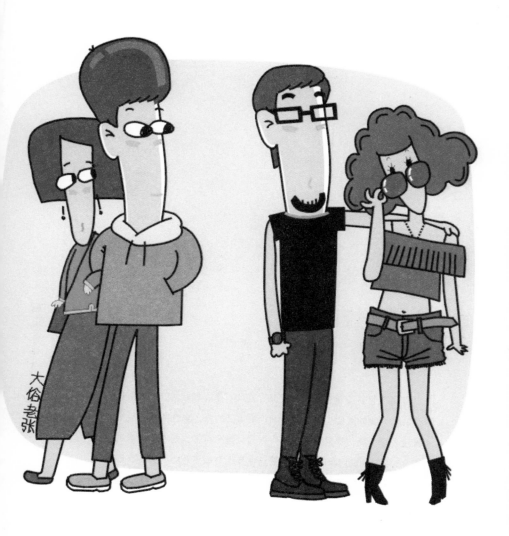

随着女性社会地位的日益提高，她们对婚姻和爱情的期待值也越来越高，对自我的需要也越来越清晰，更重要的是，女性的花心成本已经不像过去那么高，那意味着花心女人只会越来越多，而不是越来越少。换言之，就人性的本质来说，虽然这世界上有很多花心的男人，但其实花心的女人也一样多。

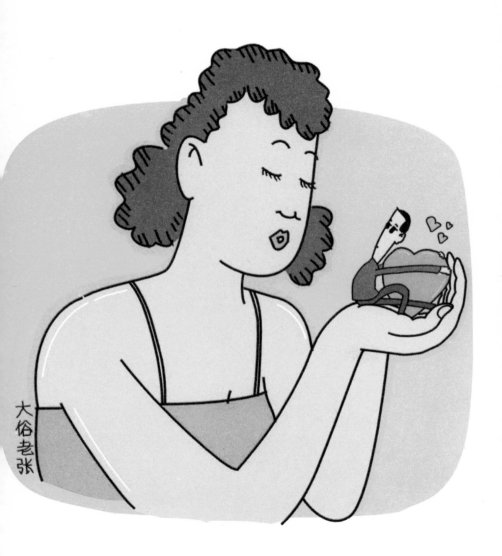

男人和女人，首先是作为一个人而存在，其次才作为某一个性别而存在。作为一个人，男人和女人相同的地方，远远大于他们的不同。男人有权力享受美好的滚床单气氛，而不是一味承担主动付出的角色。

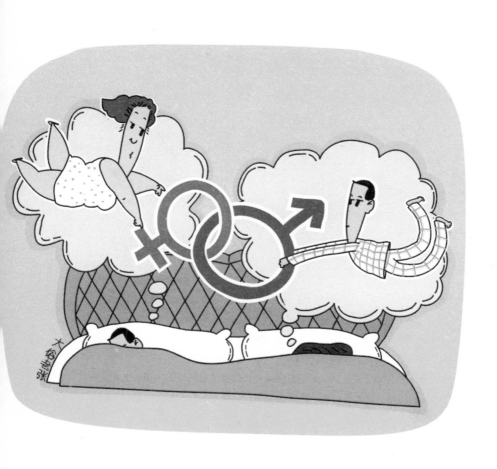

性原谅才是真正的原谅。如果出轨的事情虽然过去，却一直无法恢复滚床单，或者在滚床单的时候感受到勉强和排斥，那意味着真正的原谅还没有在心里发生，伴侣们还需要继续努力。

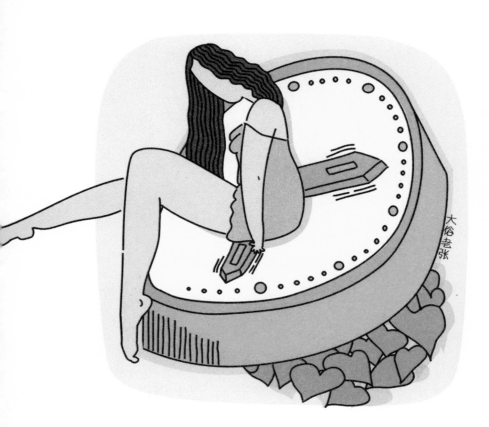

很多人都说自己在爱情关系里属于慢热型，但是从心理学的角度来看，所谓慢热，就是对爱情和异性缺乏基本的信任感，对自己的感觉也总是不太确信，所以需要靠时间来慢慢找回一点安全感。

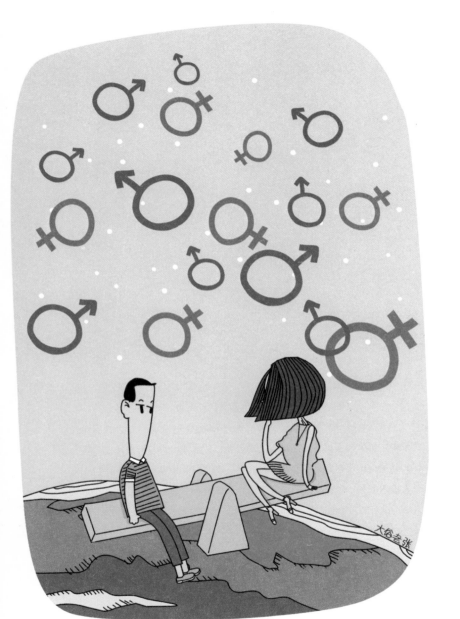

哲学家尼采说：大自然造人所表现出来的唯一的善意就是，在男女关系中，男人和女人各自满足自己的需要，却能够给对方带来好处。同样的结论也出现在后来的心理学研究里：在两性关系中，永远不存在一个人快乐而另一个人痛苦的情况。因为关系是两个人的，也因为痛苦的人根本没有能力给他人提供快乐。

爱的修行：
滚床单心理学 2

肖雪萍 / 著

贵州出版集团
贵州人民出版社

图书在版编目（CIP）数据

爱的修行：滚床单心理学. 2 / 肖雪萍著. -- 贵阳：
贵州人民出版社, 2017.1

ISBN 978-7-221-13846-0

Ⅰ.①爱… Ⅱ.①肖… Ⅲ.①性心理学－普及读物
Ⅳ.①R167-49

中国版本图书馆CIP数据核字(2017)第056864号

爱的修行：滚床单心理学. 2

肖雪萍／著

出 版 人	苏　桦	
选题策划	刘　峰	
责任编辑	祁定江　刘向辉　潘　乐	
特约编辑	杨志新	
装帧设计	荆棘设计	
排版制作	新兴工作室	
出版发行	贵州人民出版社（贵阳市观山湖区会展东路SOHO办公区A座）	
印　　刷	三河三佳印刷装订有限公司	
版　　次	2017年7月第1版	
印　　次	2017年7月第1次印刷	
印　　张	10.5	
字　　数	230千字	
开　　本	880mm×1230mm　　1/32	
书　　号	ISBN 978-7-221-13846-0	
定　　价	45.00元	

目 录
CONTENT

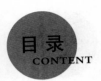

目录
CONTENT

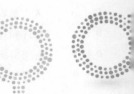

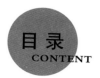
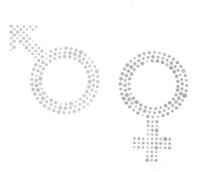

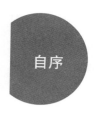

一千个人眼中有一千个世界

在我的印象里，影视剧的续集经常都不好看。但即便如此，如果有喜欢的影视剧推出续集，还是会颠颠儿地跑去看，哪怕朋友圈的评论已经一边倒地喝倒彩。我给自己的理由是，别人的体验怎么能代表我自己呢？

细细想来，也许再次吸引我走进影院来到屏幕前的，并不是第一部影片本身的精良，而是它在记忆里留下的烙印，以及它所带来的心理感受和想象空间。我不见得就是想去看一个好的续集故事，而更多是去缅怀印迹在电影里的已逝去的时光。

在《滚床单心理学》成为畅销书后，第二部并没有列入我的写作计划，因为没有信心可以自我超越，能将续集完成到让自己满意的程度。虽然写作是副业，也希望笔下的文字能承载它自身应有的价值，不辜负读者为它所付出的时间、精力和金钱。当读者一再发邮件和微博私信催促，编辑也隔三差五询问是否有后续的创作计划，我深深地理解这种未完成情怀，所以两年后对《滚床单心理学》进行了修订。在新增加的两万多字里，主要是在性心理的深度和广度上进行了延展，却没有增加什么新内容。也许在那个时候，我已经在潜意识里为这本《滚床单心理学2》做准备而不自知。

自我成长和性意识的觉醒密不可分，而性意识的觉醒，又离不开对历史、文化和人类自身的理解。对于人来说，性就是存在，每个人都是性的存在。然而我们所处的时代，却存在诸多或明或暗的限制，让我们无法回到性的存在本身。一边是外部环境——社会、文化、规则等——的束缚，另一边是渴望自由的心灵，如何在两者之间找到属于自己的位置，是人们颇感焦虑和彷徨的事。

我尝试在本书讨论这些问题，在心理学的视角下，也关注到历史学、人类学、社会学和神经科学等领域，和读者一起，去寻找内心潜意识和现实生活之间的通道，穿过表层症状抵达深邃内在的慧眼，直至萌发在原始欲望和文明时空之间自由穿梭的能力。

我希望读者通过阅读本书，能够在如下三个领域有所启发：

1. 心理问题不会脱离社会问题而单独存在；

2. 人无视无刻都在被环境影响，且大多都不是主动选择；

3. 努力地自我理解和心理觉察，是创造幸福生活的重要渠道之一。

当然，创作者的初衷不一定总能被准确解读，就像人们看电影时也会看到导演所不知道的部分那样。而这恰好也是生活和文字的魅力所在。同样的内容，不同的人就会看见不同的风景；同一个人，在不同的心情下，也会品出完全不同的味道。

我只是负责精心准备各种食材，然后尽己所能地烹饪这碗老汤。悉心搭配，以保证风味层次足够丰富；小火慢熬，以避免营养结构受到损伤；反复品尝，以调制最符合我内心审美的口感。最终，当它被端到读者面前，在读者眼中的它的样子，却是我所无法左右的。

一千个人眼中，就有一千个世界，也像一千个人眼中就有一千个你那样。最终，我们还是要去认识自己眼中的自己，就像你阅读完本书之后，终究都需要得出属于你自己的答案那样。

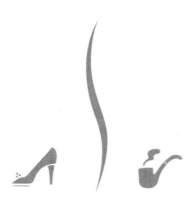

第一章

中国文化
和
性心理

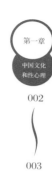

生殖崇拜和心理学

2014年，一对明星夫妇的婚姻变故，让"且行且珍惜"这句话红遍大江南北，连大洋彼岸的外国人都来齐齐围观。人们正感慨个中韵味时，有古文专家跳出来说，"且"是象形字，最早特指男人的阴茎。然后画风就此突变，从"边走边珍惜"变成了极具爆点的"性能力再强也要省着用"。

不得不说，这就是中文的魅力。一句看似很平常的话，内里却能有层层叠叠的含义，可以让人反复品味。

形似阴茎的神主牌

说到"且"这个象形字，不由得让我想起一个古代的荤故事。

有一个富家少爷，闲得无聊就喜欢拈花惹草。他的本家哥哥患病去世后，留下年轻漂亮的妻子寡居家中。某日富少见仆妇给寡嫂送包裹，就偷偷把一个假阳具藏到了包裹里。之后寡嫂一直没有什么动静，富少揣测寡嫂定是心动了。

就在富少准备下一步动作时，他的父亲却突然离世。在为父亲办丧事时，那位年轻漂亮的寡嫂主动前来帮忙，前前后后打理得周到细致。富少看在眼里，心中暗喜。出殡时间已到，要请出逝者的神主牌，可是当众亲友掀开幕布，却集体傻眼：那幕布之下盖着的，不是神主牌，而是假阳具！富少认出正是自己藏入寡嫂包裹的那一个。主事的长辈们把富少一顿痛骂，而富少则只是一脸惶惶，有苦也说不出。

这个故事所传达的无意识语言，简直可用"传神"来形容。一方面是神主牌的形状和男人的阴茎很像，二者可以互相替代；另一方面是从历史和文化的角度来看，神主牌确实又是从男人的阴茎演变而来——人类最早虔诚膜拜的器物，不是木质的神主牌，而是磨成柱子形状的石头。

那意味着中国人供奉在祠堂里的"且"形神主牌，除了对祖先的情感缅怀之外，也是一种文化和心理层面的权力象征。比如陈忠实的小说《白鹿原》里，多次描写发生在祠堂里的权力和欲望。让我印象深刻的一段，是女主人公田小娥和流氓白狗蛋被绑在祠堂里接受刺刷鞭刑："刺刷在众人的手里传递着飞舞着，小娥的嘶叫和狗蛋的长嚎激起的不是同情而是更高涨的愤怒"。

乡邻们坚信田小娥和白狗蛋滚了床单，如果是在自己家里，他们只能自己心里嘀咕一下，或者用唾沫星子淹死他们。但如果来到供奉着祖先神主牌的祠堂里，他们顿时就有了被祖先灵魂附体的效果——刺刷仿佛化作代表权力的祖先阴茎，任意鞭挞那被认为犯了错误的人，且无需为"犯错者"的死亡承担任何责任。

阴茎崇拜的象征

人类社会的生殖崇拜文化源远流长，阴茎状的神主牌，正是生殖崇拜现象的一种。关于生殖崇拜，大多数人认为是人类先祖不懂自然科学的缘故。看到女人能生孩子，就崇拜女人的阴道；后来发现女人怀孕的

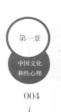

秘密是和男人滚床单，又转而崇拜男人的阴茎。似乎老祖宗就是心理太空虚，没事了非得给自己找个精神寄托。

事情当然没有那么简单。

在漫长的人类早期社会，当社会的管理者还是女人的时候，人类社会崇拜的是鱼，因为两条鱼并在一起形似阴道——怪不得心理学认为梦里的鱼蕴含性意味。只是随着社会经济和文明的发展，男人取得了社会的统治权，人类社会就开始崇拜阴茎。后来，阴茎崇拜不再那么赤裸裸，而是融入到文化基因里，比如形似阴茎的神主牌和雷峰塔。

所以，谁有权力就崇拜谁的生殖器，事情就是这么简单。

这也是现代心理学用"阴茎"指代权力和力量的原因。心理学把父母过度控制的男人，形容为"被阉割的男人"，即他心理上的阴茎（力量代称）被阉割了，那让他个性懦弱，遇事退缩，无法舒展地活自己的生命；被母亲用来谋取家庭权力的男人，是"母亲的阴茎"，即母亲的权力工具。比如母亲想要得到一辆车，但是害怕家里人不同意，就说是儿子想要，或者直接让儿子去说他想要一辆车。

阴茎崇拜至今已经好几千年的历史，对于人类族群来说，它早已超越生理性的身体器官特质，而是被赋予很深的心理和精神意义。在社会生活的方方面面，以不为人觉察的方式，看似无意却又必然地影响着我们的生活。正是这样的原因，围绕着阴茎而产生的种种生理和心理困扰，也就有了不同寻常的含义。

可怕的"缩阳症"

在一些比较偏远的地区，时有报出一种令人惊骇的与阴茎有关的病症。主要临床表现为，患者发病时会先在心理上体验到强烈的恐惧、焦虑和濒死感，过一会儿又会在生理上有胸闷、气促、阴茎麻木或疼痛感，产生一种阴茎正在逐渐缩回体内，而自己会因此死亡的可怕意象，于是极度惊恐甚至出现意识模糊。人们把这个病症叫做"缩阳症"，周星驰的电影《鹿鼎记》里就有相关描绘。

"缩阳症"在东南亚一带较多发病，我国的海南省、安徽省都曾报道过相关案例，世界其他各国也偶有发生。研究者认为这是一种与文化相关的带有封建迷信色彩的精神疾病，目前主要通过认知教育的方式进行治疗，即普及科学知识，让患者知道从解剖学上来说，阴茎不可能缩回肚子里。

有关专家认为"缩阳症"由以下三个原因导致：首先是文化传说层面，东南亚一带的人们认为，死于分娩的女性的灵魂会变成邪恶的精灵，专门找男人进行报复，当地人相信这些精灵的眼泪能割下男人的阴茎。另外还有一个传说是有仙女下凡到人间，专门搜集男人的阴茎；其次是在现实生活层面，东南亚一带常发生嫉妒的妻子阉割丈夫阴茎的事件，比如八十年代以来，只泰国就发生了一百余起，而同期的美国只发生了两起类似事件（电影《鹿鼎记》里的缩阳症发生在妓院里，无疑是暗示男人对嫉妒妻子的恐惧）；最后是社会状态层面，湿热的东南亚很容易爆发恶性传染疾病，再加上政治局面的不安定、派系斗争等因素，使得底层劳动人民生活非常艰苦，而贫困是导致精神疾病的重要诱因之一。

我很认同专家的分析，但是"缩阳症"的发生，除上述三个原因之外，还有另一个更深的原因：经济越落后，文化越封闭的地区，两性关系的不平等现象就越显著，而女人的生活境遇就越悲惨。这才是导致"缩阳症"的重要诱因。

传说不会无缘无故地诞生和流传，它之所以深入人心，必定是因为在人类的集体潜意识深处，蕴藏相应的故事和信念。众所周知，人类社

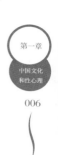

会最早由女人统治，男人是后来才拥有了今天的权力，即阴茎战胜了阴道，成为人类社会的崇拜对象。在权力更迭的过程中，血腥和暴力是不可避免的。当弱者成长起来去对抗昔日的强者，虽然在现实层面取得了最终的成功，但那些遗留在潜意识深处的恐惧却不会轻易消散，它们最终变成可怕的传说故事，以口口相传的方式流传于世。

如果用心理学语言进行翻译，那么邪恶精灵故事的潜意识版本是：那些因男人而死的女性（男人射精导致女人怀孕），会将愤怒和怨恨化作眼泪，来夺取男人已经到手的权力（阴茎），同时杀死他们。

这个故事更多反映了人们的恐惧情绪，而不是传说故事本身的含义。从深层心理学的角度来看，所谓"缩阳症"，其实是恐惧于阴茎所代表的权力和力量的丧失，而不是害怕失去生理上的阴茎——如果阴茎缩回肚子里，男人就像是变成了女人，而当地女人的处境非常卑微，没有男人愿意活得像她们那样。这恐怕也是盛怒之下的女人，疯狂地剪掉丈夫阴茎的心理原因，她们的潜意识咆哮着说：做为有特权的男人，如果你变成女人，是不是就能理解我的痛苦！

性与自我成长

写作本章让我煞费苦心。因为谈论中国文化里的性，就不可避免地要谈到一些颇有争议的话题，我不确定自己是否能驾驭得好；也因为不是所有人都对这些主题感兴趣，不知道会否让读者心生失望。希望读者对此无感时可以跳过去，直接阅读后面的章节，而不是直接抛弃本书。

我之所以用整个章节谈论这些有些沉重晦涩的话题，还把它放在本书的最前面，是希望和读者分享心理学的一个基本观点：

心理问题不会脱离社会环境而单独存在。

如今生活里各种性心理的疑惑和困境，和我们的历史、文化及社会的发展密不可分。如果能够对中国的性文化和性隐喻有更多了解，将有助于我们深入地认识和理解自身，进而创造更加美好自由的生活。

我们的文化比较崇尚积极阳光的东西，而回避那些不太美好的部分。如果后者有所冒头，要么想办法去包装一番，起码让它看起来还算入眼；要么就紧张兮兮地赶快做出停止的手势，生怕那即将展现的真相惊吓了自己。我知道人们害怕谈论"负能量"，是担心自己受不了压抑痛苦的情绪感受。但事实却恰恰相反，大胆说出已然发生和存在的声音，反而能让人体验到自信和力量感。

真实和面对，会激发无穷的勇气。

我深信通过阅读本书，将让读者更深地认识和理解自己，也进一步认识和理解异性，通过对中国文化里的性心理的思考，追寻"我从哪里来"和"我为何是我"，然后在生活中逐步探索"我要去哪里"的答案。对于人的生命历程来说，无论你在意识层面是否愿意思考，它们都是无可回避的问题。

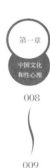

"逼婚"竟和性压抑有关？

最近这些年，"每逢佳节被逼婚"已经成为一种社会现象，上海人民公园的相亲角更是时常被媒体报道。当专家们在分析父母逼婚的心理动因时，大多会提及三点：1）把孩子的婚事当作自己的责任，有一种"孩子不结婚，是为人父母的失败"心理；2）传宗接代的传统观念；3）由于年轻时没有为自己活的习惯，导致晚年生活空洞单调，缺乏寄托。

这样的分析有一些道理，同时也有它的局限。

父母之所以对子女逼婚，确实存在诸多文化的、心理的和现实的原因，但其中父母对于性和繁衍的隐形焦虑，却较少被提及。出生于二十世纪四十年代到六十年代的人，由于种种原因，或多或少都经历过一定程度的性压抑。那时有过一些与性活动相关的罪名，触犯者轻则丢掉工作，重则丢掉性命，这让人们对性总有点讳莫如深。以至于相当一部分出生于八十年代的人都被告知，他们是从垃圾堆捡回来，或者是过路老婆婆送的。

对上一代人的性观念进行理解后，除了让我们换一个视角来看待父母的逼婚，也更能理解他们的焦虑和担忧。

结婚才能有性

上个世纪九十年代中期的一个夏天，一对热恋中的年轻男女骑自行车从我家门前经过，男的骑车，女的坐在后座儿揽着男友的腰，两个人甜蜜地低语着什么。等他们走远了，我妈妈看着女孩儿的背影说："谁家的姑娘这么俊"。正在跟她聊天的邻居阿姨撇了下嘴，鄙夷地说："什么姑娘，看那个样子，明明就是个媳妇儿"。

当时十多岁的我有些似懂非懂，却又不敢去问，因为隐隐地知道那不是什么好话。

妈妈们的生活经验和所受的教育让她们知道，性行为只能发生在婚姻里。无论一个人是多大年龄，如果没有结婚，性欲望就只有两种解决方案：1）忍着；2）耍流氓（自慰也是耍流氓）。他们必然因此陷入强烈的心理冲突：强行压抑性冲动，除了情绪上的烦躁不安，身体也会出现各种莫名不适；然而如果想办法自行疏解，或者去发生非婚性行为，生活又会面临崩溃的风险。

可想而知当时单身人士的日子必定是非常难熬的。再加上历史和社会的原因，二十世纪七八十年代左右，很多城市青年都是临近三十岁才结婚，长期处于漫长难捱的性压抑状态，个中痛苦真是不足为外人道。这样强烈的内部冲突，很容易导致神经症性的心理疾患。所以那时的人们容易罹患强迫症和神经衰弱，前者如强迫性地关门或洗手、强迫性地数数或进行某个仪式、强迫性地想某个问题无法停止等，后者则表现为头疼、脾气暴躁易激动、睡眠障碍等。人们需要用身体和行为的症状，来分散对性的强烈渴望和焦虑情绪——和别人谈论强迫症和神经衰弱的问题，不会像谈论性压抑那样羞耻和恐惧。

更值得一提的是，那时社会对性的禁忌非常深，即便是非常亲密的朋友，也不可能讨论这样的话题。所以也怪不得《性知识漫谈》一书在八十年代出版后，短短几年就销售了几百万册。人们真是太需要了！

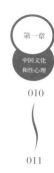

孩子让性能力可视化

一个生活在北方农村的男人，结婚五六年了却没有生育孩子。他的妻子因此饱受白眼，婆婆对妻子恶言相向，经常羞辱她是"不会下蛋的母鸡"。村里人也时常议论纷纷，觉得这个女人的肚子太不争气。后来这位妻子不堪忍受，终于提出离婚。比较戏剧化的是，妻子的再婚对象就住隔壁村，而她刚结婚不到半年，就传出了怀孕的消息，十月怀胎后生了一个大胖小子。事情就这样急转直下，村里人又开始盛传是男人"那方面不行"，慢慢地男人的存在像是一个耻辱，走到哪里都有人窃窃私语。

男人看起来很平静，照常过自己的日子。反而是他的妈妈坐不住了，到处托媒人给儿子说亲。然而三年多过去，见了一个又一个女人，各种各样的条件都有，男人始终都没有觉得哪个适合结婚，至今还单身着。人们猜测说，也许他是害怕再婚以后，如果新的妻子还生不出孩子，他会无法面对那个局面。但他的妈妈不依不饶，每天拿着女人的照片去游说他，批评他太挑剔，这是要让家里绝后。

这个故事让我想到，对于个体来说，生育的其中一个功能，是证明自己拥有性能力。而对于他们的父母来说，生育却证明了另外的东西：自己所生育的孩子是优秀的，有能力的，可以得到社会认可的。

在中国的传统文化里，孩子不太会被视为独立的人，他们更多做为父母制造的产品而存在。中国人认为，父母制造了孩子的身体——哪怕并没有抚育他——所以对他的思想、生活、行为等拥有权力。中国孩子都属于自己的父母，他们的成功属于父母，失败也属于父母。那么做为父母的一部分，做为父母生命的延伸，他们是否能生出下一代（有性能力就说明他是合格品），当然就关乎着父母的荣光。

当父母在对孩子逼婚时，其实更多考虑的是，在他人的眼光里，自己的产品是否足够合格，而没有进入孩子的内心，去理解孩子的困境和需要。

客观现实与心理现实

当谈到现实这个东西，人们就会想到天空湖水、楼房马路、草坪飞机等可见可触的物质世界。似乎只有这些可见可触，能够与他人共享概念、互通感受的东西，才能叫做现实，即客观存在的现实。而那些发生在人内心里的画面、想法和感受，难以与他人比对，无法与别人共享的部分，则多被认为是主观臆断，是被人们凭空想象而来的，所以需要被质疑和检验。

然而这些年来，我们越来越发现，正是这些不客观的被人们轻视的"主观臆断"，在影响着人的行为、思想和生活选择。心理学家把这些"凭空想象来的"画面、想法和感受，叫做"心理现实"。

在逼婚父母的客观现实里，现代社会的性价值观已经多元化，"耍流氓"的量刑非但不会到死罪那么严重，还可能是只需批评教育的小问题。他们也许听说过"一夜情"和"约炮"这样的词汇，也大体上能接受如今的年轻人有婚前性行为，还可能听说了更加大胆前卫的性，比如"开放式性关系""成人影片"等，在认知层面，他们知道这一切的发生都客观存在。

然而他们的心理现实层面呢？却很大可能仍然停留在自己的年轻

时代。

　　人是记忆的动物。一段一段的记忆，在组织个体的生命体验的同时，也帮助他们定义自我——即回答"我是谁"的问题——以及构筑人生观和价值观。每个人都有自己深信的世界，因为他亲身经历了某些事，并深深记得由事件引发的感受和想法，以及对这个世界的结论。

　　让我举个例子来说明这个现象。

　　出生于二十世纪五十年代的小明，由于某种原因直到28岁结婚，才第一次体验释放性欲望的快感。由于性压抑的问题得到解决，小明发现自己的情绪、身体、事业、人际关系等各个方面的情况都有所改善，他于是在心理上得出一个结论：唯有结婚才可以解决性需要，并向周围人证明自己的性能力。需注意的是，这个结论是完全内隐性的，小明自己毫无觉察。

　　时光飞逝，小明一天天老去，孩子也一天天成年，每当他看到年近三十的未婚子女，就想到自己曾遭受过的性压抑之苦。当难以言说的焦虑、压抑、苦闷等情绪涌上心头，小明仿佛看到子女正在像当年的自己那样苦苦挣扎。那种帮助子女免于重蹈痛苦覆辙的愿望是如此强烈，以至于不得不上演逼婚大片。表面上是小明用逼婚表达对孩子的关心，帮助孩子走上幸福的路途。但实质上小明却是通过帮助孩子去帮助当年压抑无助的自己——如果能顺利把孩子逼进婚姻，他就完成了对自我的拯救。在这样的时刻，小明被自己的情绪深深困住，哪里还顾得上孩子的感觉。

　　那些逼着孩子考公务员、进大国企的父母，以及在公交车停稳前就忙着去抢座儿，被别人无意碰撞就恶言相向的老人，其心理过程也与此类似。

　　我们可以说小明们太主观，竟然无视子女如今所处的时代，和他当年的生活环境完全不同。但是在他们的内心世界里，却有着非常充分的理由，因为他们从自己的亲身经历得出结论：如果一个人没有结婚，就无法享受性的欢愉，也无法通过生育向周围人证明自己的性能力。

如何应对父母逼婚

其实这个小标题应该是"当父母以'我过的桥比你走的路都多'为理由，坚决要你走他选定的人生道路，你该怎么办"。

在父母的心理现实里，他不能意识到，自己过的那些桥是过去的桥，和如今孩子走的路相比，无论是形态、质地还是建筑方式，都是很不同的。但是做为生活在现代社会的孩子，你不能无视这个客观现实。那种为了让父母高兴，而去走父母选定的路的方式，最后只会让大家都不高兴：走在不是自己真正喜欢的路上，心情必定委屈怨恨，这些情绪会影响你去爱和尊敬父母；对待父母的态度不够耐心和恭谨，除了让父母伤心，自己也徒增很多内疚感和心理压力；还有很重要的一点是，走路的心情几乎可以决定你在这条路上的成就，一个不快乐不热爱走路的人，怎么能走出风采和幸福呢？

由于传统的孝道文化的影响，中国人总对父母有一种天然的内疚感，觉得父母赋予自己生命，而自己却无以为报，所以就用无条件的顺从去抵御这种内疚感。随着西方心理学的传入，整个社会越来越多地谈论"自我"、"感受"、"需要"等词汇，相信总有一天，人们会意识到，其实父母和子女之间也是人和人的关系，连接父母和子女的，是血缘、责任、爱和尊重，而不是孝顺。

孝顺是一种评价和行为，而爱是发自内心的感受和情感连接，二者是完全不同的东西。当子女感受到父母的爱，他自然会热烈地去爱父母，而这种来自内在的力量，势如江水滔滔不可阻挡，根本就不需要用"孝顺"这种行为来约束和证明。

如果能理解这些，年轻人可能会意识到，他们可以一边遵循自己的内心追求，一边去爱父母，这二者并不冲突。

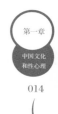

"房中术"里的恐惧和压抑

朋友得知我要再写一本滚床单心理学，就从我国的台湾地区带了一批谈论性技巧的书给我，其中有三分之一是日本AV女优写的，由于书名实在太劲爆直接，为了在交付快递时不要太尴尬，她索性撕去了所有的封面。我收到书以后，想起她在电话里神神秘秘的语气，再想到我即将在本节谈论的内容，顿时就有了一种巨大的反差感。

如今我们谈论性的时候，需要斟酌字词注意尺度，可是在距今一千多年前的隋唐时代，老祖宗们的家训却赫然写着"每御妻妾，必候彼快，乃闺阁和乐之大端也"这样的内容。再加上儒家经典《礼记》"妾年未满五十，必以五日之御"的告诫，让我很有理由去想象，在古人的认知里，让女人得到性满足是一种道德和责任。

而房中术的诞生，正是基于这样的历史背景和文化理念。

房中术的核心观点

所谓房中术，就是滚床单的技术。这种理论最早出现在汉代，但是在隋唐时期才开始盛行。在古人发明的房中术里，有符合现代医学精神的观点，比如用药物壮阳时，会用到人参这种滋补圣品，它可以缩短神经反射的潜伏期，进而提升神经兴奋的传导，达到延长滚床单时间的效果；还比如"大醉入房，气竭肝肠，丈夫则精液衰少，阴痿不起"的告诚，其实是大量饮酒后，血液里的睾丸酮减少，容易导致勃起功能障碍；当然也有一些纯属幻想的成分，比如食用童男童女的尿液制成的壮阳药，或吸收女性的阴精以采阴补阳等，就更多属于心理和精神的意淫了。

正是因为房中术里有这些意淫的成分，让很多现代人把房中术看作摧残女性的东西。认为它是猥琐自私的男人，为了满足荒唐的自恋幻想，把女人当作性用品，卑鄙野蛮地压榨她们的身体资源，无情地忽视她们做为一个人的感受和需要。

但是，如果联系到前文提及的家训内容，就可推知，真实的情况可能恰恰相反。

房中术有三个核心观点：1）"还精补脑"，男人在将要射精时忍住不射，那么精液就能够起到滋补大脑的功效，对健康非常有益；2）"采阴补阳"，务必使女人到达性高潮，那时女人所分泌的阴精最滋补男人的身体；3）"多多益善"，要尽量和多个女人滚床单，只和同一个女人滚床单的话，阴精的滋补作用会减弱。

反观这三个核心观点，第一个是实用主义——为了强身健体，我和你的性快感都可忽略不计；第二个观点却很值得玩味——要想通过滚床单滋补身体，就必须先努力帮助女人先得到性满足；而第三个观点就很妙了——要想强身健体益寿延年，就得努力让所有的妻妾都得到性满足。

从上述分析来看，古人之所以发明房中术，其实是以强身健体之名行"家和万事兴"之实，既满足了女人的身体和情感需要，又保全了男人的面子，同时也契合了现代心理学的原理和规律。

为什么这么说呢？

房中术与女性吸引

男人爱女人，这是造物主在人类基因里植入的天然属性。

可是自从进入父权社会之后，女人就沦为二等公民，不管从社会的哪个层面，女人都被定位为生育和性的载体。在这种情况下，男人是不可以爱女人的，更不能明显地表现出自己对女人的需要，否则就相当于抬高了女人的社会地位，可能会受到其他男性的嘲笑和攻击。所以在二十世纪八十年代以前，中国男人是以"怕老婆"为耻的。那意味着古语"兄弟如手足，女人如衣服"，并非真的表达了这句话本身的意思，而更多是为了得到其他男人的认同，表明自己和女人划清了界线。

但女人确实很可爱，浑身都散发着无与伦比的吸引力，真是让人忍不住就想去爱她。这势必给男人们带来很大的心理冲突：表现出对女人的需要和疼惜，可能被其他男人所嘲笑和孤立；强行压抑这个部分的情感，又会让自己感到不痛快。

不得不说古人真的很有智慧，慢慢的有识之士就发明了下面的公式：

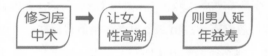

图1-1　古代男人的性公式

这个公式完美解决了社会规则和自我需要之间的冲突，男人们的潜台词是：请不要误会，我之所以研究房中术，其实是为了帮助自己强身健体，延年益寿，真不是为了让女人爽，你没看见我在利用她吗？这很像是小男孩在说：请不要误会，我之所以拽那个漂亮女生的辫子，其实是为了让我自己高兴，真不是因为喜欢她，你没看到我在欺负她吗？

是不是有点萌萌的感觉。

房中术与绿帽子

可是，女人只要达到性高潮，就能让男人延年益寿，结果已经很圆满，为什么男人还要继续追求超强的性能力，幻想达到随心所欲"缩、抽、展、闭、吸"，甚至"吹灯吸酒"的神奇能力？

答：因为女人在滚床单能力上的包容性和持久性，男人是自叹不如的。

据新闻媒体的报道，经常有女性出于种种目的——或挑战记录或纯粹好玩——在很短的时间内和很多男人滚床单。比如新加坡"性爱女神"钟宝爱曾在10小时内和251个男人滚床单，而美国情色女性Lisa Sparxxx更是在一天内和919名男性发生性关系，并因此刷新了世界记录。这样的"壮举"，对男人来说真是不可想象。

在现实的生理差距下，哪怕是一对一的性关系，男人都要焦虑于能否让女人得到满足，就更别提古代男人的三妻四妾了。与后来的宋明清不同，隋唐时代民风很开放，女人如果不高兴了是要离婚的，并且还可以一嫁再嫁。在这种情况下，能不能让所有的妻妾都得到性满足，就变成当时男人的日常功课。否则不小心给自己戴上绿帽子，那就糟糕了！

有需要就有动力，古人于是再次智慧大爆发，上述公式就变成了：

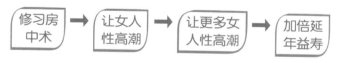

图1-2　古代男人的进阶版性公式

科学家说，人类的大脑只被开发了2%。但就是这区区2%，当人们遇到内心冲突和生活困难时，就能帮助人们想出那么多有创造性的办法。也真是对得起"高级动物"的称号了。

房中术的心理意义

从心理学的角度来看，房中术也有非常积极的意义。

老祖宗们依据长时间的生活经验，探索总结出了"家和万事兴"的规律。但是在古代，有资源的男人大多都拥有三妻四妾或者更多女人。要如何安抚后院的女人们，让她们和谐共处，是男人必须要思考和面对的问题，因为搞不好就会影响他在前庭的事业发展。为了解决这个问题，除了发明各种约束女人的规条和文化，潜心研究房中术，无疑也是解决问题的其中一个办法。

因为心理学的研究结果告诉我们，在滚床单上无法得到满足的女人，更容易有焦虑的情绪，导致脾气暴躁和易怒。而规律的滚床单并得到性满足，除了促发催产素的分泌，增进伴侣的感情纽带，还能让人们体验到很深的连接感。这不但能让人们放松愉悦，对身心健康也非常有益。只有情绪平稳，身体和心理都被满足的女人，才有能力营造和谐稳定的家庭气氛，带领家庭走上健康发展的道路。做为女人的丈夫，男人自然是首当其冲的获益者。

几百年后，当历史进程来到宋朝，房中术逐渐淡出了人们的生活，女人的社会地位也一落千丈。不得不说，这真是令人遗憾，因为无论对女人还是对男人，这个变化都是负性的，影响深远的——时至今日，这些影响也依然存在。

当代人的房中术

古人的房中术只讲究技巧，以前的性教育则讲究知识普及。到了如今，当代人已经进化出更符合时代精神的房中术，即关注身体感受的探索和心理精神的培养。如日本性爱大师Adam 德永就在其著作中指出，滚床单时慢慢享受过程，将注意力放在彼此的身体和感觉上，是得到完美性爱的最佳通道。而我也将在本书中反复谈论，性爱的终极享受是心理和精神的快感，而身体的快感只是前两项快感的载体，甚至只是副产品。

在第一部《滚床单心理学》中，我曾经谈到滚床单时，有后戏才是真的心中有爱。所谓后戏，就是一场酣畅淋漓的性活动结束后，伴侣们没有立刻把注意力转向别处，而是继续关注彼此，亲密地拥抱在一起，细语呢哝，温存拥抱，连空气里都弥漫着爱的气息。

这样的感觉和情境，是很难刻意去营造的，因为那要取决于伴侣们的内心感觉。如果伴侣之间互相信任，彼此依赖，能够无所保留地向对方敞开心扉，那么滚床单之后的温存就会变成双方都需要的"餐后甜点"。在那样的时刻，人们不再只是在身体上感受到爱人，还会在心理及精神层面和爱人同在，在身、心、灵三个层次的契合和连接感，将最大程度上驱散做为人的深层孤独，感受到自我的存在感。

那是一种极大的身心幸福，是再多的金钱、美丽异性和权力都无法取代的满足感。

我将在本书的后面章节里，详细阐述这个部分。我也希望读者可以经由这本书，去探索自己的房中术，并拥抱属于自己的性福生活。

"贞节牌坊"是这样伤害男人的

清代戏曲小说家沈起凤在其小说集《谐铎》里，记载了一个关于名妓的轶事。

一个进京赶考的书生，被朋友邀请一起去见当地的名妓。名妓的住处豪华讲究，身价极高，有很多的仆妇和丫鬟，每隔一会儿就来汇报还需要再等，因为名妓各种有事。书生想着既然这么大的排场，想必这名妓一定生得花容月貌，所以一直耐着性子等啊等。

结果等见了面才发现，那传说中的名妓竟然极其丑陋，身材也肥胖变形。看到书生失望的表情，名妓却丝毫都不感到羞愧，而是自比驰骋文坛的名士，说自己之所以是名妓，是以床席间的真功夫取胜。书生于是兴奋地领教了名妓的真功夫，事后说道："即使每天抱着西施那样的美女，也不能比拟你的销魂！"之后在不到半个月的时间里，书生在名妓这里花光了所有的钱，连考试的时间都没挨到，狼狈不堪地回家了。

沈起凤可能是想借这个故事告诫世人：贪图色欲尽毁前程啊！但是从今天的眼光来看，小说固然有夸张的成分，却侧面反映了古代男人性生活的真相：要找到真正的女人，得到真正的性福，就只能去妓院。或者还可以说，如果他们想要和活生生的女人谈恋爱，就只能去妓院。

贞节牌坊不全是邪恶

并非女人们不肯和男人谈恋爱，而是当时社会对她们的角色设定不允许她们那样做，借用TVB的常用台词，就是"发生这样的事，大家都不想的"。

淫，是古代社会（其实就是一百年前）深恶痛绝的特质，如果一个女人和这个字眼扯上了关系，她的人生就会跌入炼狱，连父母亲戚都会被她拖累，为她感到耻辱。那么竭尽所能让自己看起来很贞节，并终生为这个形象而奋斗，自然就是每一个女人的使命。

而贞节牌坊，就是被这样的社会文化催生出来。在现代人的眼中，贞节牌坊这种东西是灭绝人性的存在，极大地残害着女性的身心健康。然而在古代女人看来，它却有极可爱的一面。

项羽说过"富贵不归故乡，如衣锦夜行，谁知之者"的话，这句话翻译成心理学语言，就像是在说：我不知道我是谁，不知道我是否有价值，是否值得被爱；只有当我被别人看见，在别人的眼睛和对待我的态度里，才能找到一些自我的存在感，才能尝试着思考我到底是谁。

每个人都渴望成功，渴望被看见，被肯定，被接受，男人通过赚很多钱让别人知道（荣归故里），而女人则通过一辈子无性让别人看见（贞节牌坊）。在封建社会，如果一个女性在丈夫去世后不再改嫁，让自己终生无缘滚床单，那么她不但能得到社会地位和个人名誉的认可，还将为自己和家族挣得一定的物质资源——贞节牌坊是有政府奖励的。做为一个连自己的名字都是隐私，终生不允许外出工作的女人，这简直是她唯一可以证明自己的存在价值的通道。

所以某种意义上来说，"守贞"变成一个女人实现自我价值的方式，甚至是成就一番事业——得到官方认可——的唯一出口。也难怪古代女性会主动选择凄苦的生活了。据历史文献记载，有女人故意选择病危的男人做丈夫，这样等丈夫去世后，她就可以守寡了；还有女人在丈夫去世之后，陷入孤翁寡妇——一个公公一个儿媳妇——的状况，本来是符合改嫁条件的，但这位新寡的年轻妇人却去哀求五十多岁的公公纳妾生子，这样一来，她不但无需改嫁，还能得到"抚孤"的荣誉。

躲在欲望的反面

当女人功成名就的方式是禁欲，在现实层面确实让男人获益，那可以让男人在两性关系里处于优势地位，也能保障后代血缘的属性。但是从心理的角度，却给男人带来无法估量的伤害。

让我们来看看下面这个故事。

据说在明朝年间，有一对姓孙的夫妇被强盗打劫，打劫一半时劫匪看见孙妻非常美貌，就起了淫心。一个强盗上前拉住孙妻的手，孙妻立刻就将手上被摸过的肉咬掉，狠狠地说："贼污我身！"此时又有另一个强盗去拉她的胳膊，孙妻又把胳膊上那块被强盗碰过的肉咬掉，说："贼污我肱！"强盗们因此被激怒，用乱刀砍死了她。

孙妻在保护自己贞操的时候，采用的方式是表达对男人的极端厌恶和羞辱，毫不犹豫地咬掉被男人触碰过的肉，无疑是对身为男人的贼的最大贬低：你的肮脏龌龊简直无以复加！这当然会让强盗们恼怒得乱刀砍死她，因为一刀毙命无法消解他们因受辱而带来的愤怒。

当人们有一种强烈的心理欲望，同时又认为这种欲望非常不合理，就会在意识上坚信自己丝毫没有这种欲望，并且相反，自己非常厌恶有那样欲望的人。心理学把这样的心理机制叫做反向形成，即心理感受往相反的方向去形成。比如青春期的少男少女在面对自己喜欢的异性时，往往会表现得比较冷淡，有些男孩子甚至专门去欺负那些自己喜欢的女生，还比如有些强烈敌视同性恋群体的人，却恰恰就是深度压抑的同性恋者。

在上面这个故事中，孙妻对男人的厌恶到了登峰造极的地步。我们可以据此想象，年轻而守贞的女性为了禁绝滚床单的渴望，势必要刻意唤起对男性的嫌恶感，不知道她们多大程度上会为了维护贞洁的形象，而公开表达对男性群体的排斥和贬低——社会对男人有那么多负性的刻板印象，会不会也与此有关呢？

男女关系的本质

哲学家尼采说：大自然造人所表现出来的唯一的善意就是，在男女关系中，男人和女人各自满足自己的需要，却能够给对方带来好处。同样的结论也出现在后来的心理学研究里：在两性关系中，永远不存在一个人快乐而另一个人痛苦的情况。因为关系是两个人的，也因为痛苦的人根本没有能力给他人提供快乐。

做为这个宇宙空间里的同类，男人和女人互为对方的一部分，彼此依存，互相陪伴。男女关系就像一条扁担，男人和女人就像扁担两头的一桶水，两桶水的重量越相近，挑水的人就能越轻松。同理，男人和女人的关系状态越平衡，那么关系中的男女就越能体验到满足和幸福。

但是在贞节牌坊的年代，男人和女人的关系极度不平衡。这种不平衡让女人非常痛苦，当然男人的日子也不好过。

禁欲是女人的事业，努力表现贞节——僵硬、压抑、顺从、性冷淡——是她们的责任。在这种情况下，男人根本也无法在滚床单里体验到乐趣，因为面对性趣缺缺、态度敷衍的伴侣，虽然他们的头脑会赞赏女人的贞洁，但潜意识却会解读为"她不喜欢我"。

如果把滚床单比喻为一场旅行，会更容易让我们理解男人的苦楚。

首先是在旅行开始之前，女人不愿意参与筹备旅行，非但如此，她还要想办法破坏旅行的心情——表现太积极，可能会受到惩罚。所以对于这次旅行，她的大部分精力都用在如何表现没兴趣上。那么男人只好独自规划线路，独自做各项物资准备，由于不了解女人的想法，他只能自行设计日程安排。本来是两个人的事，男人却必须在对方不配合的情况下，独自完成全部筹备，可想而知他有多孤独多无助。

其次是在旅行过程中，女人无法开口说话，也不能表现出哪怕一丝兴趣。在这种情况下，无论男人看到多么美丽的风景，唤起多么兴奋的心情，都只能自言自语或者干脆憋着；不管遇到什么样的艰难险阻，体验到多少焦虑和害怕，都只能自己想办法解决或者独自消化。本来是两个人的事，男人却必须付出12分的努力，把对方的部分也承担过来，可想而知他的压力有多大，情绪有多紧张。

最后是在旅行结束后，在男人看来，他凭一己之力让两个人到达目的地，是很值得被奖赏的壮举。然而此时他才发现，女人一点也不这样认为，她非但没有从他的努力中获得快乐，还做出一副无所谓的态度——他当然不知道，那是假装出来的。可想而知，此时的男人一定像泄了气的皮球，迅速蔫儿下去。

为了得到有回应的滚床单，更为了避免和无价值感相遇，男人们只好去向妓女寻求交流，这才有了《谐铎》里的名妓轶事。但是，在妓女那里并不能真正得到满足。因为做为一种职业，妓女只能解决生理性的需要，却无法解决心理和精神的需要。

贞节牌坊和男人的痛苦

对于女人来说，贞节牌坊所带来的痛苦是显而易见的。比如封建社会对女人的性压抑和悲惨的命运，现代社会对女人的性污名和职场不公。可是对于男人呢？我们会倾向于认为他们是获益的一方，而这种观点让男人们的痛苦一直被隐藏。

女人可以旗帜鲜明地要求男女平等，要求尊重，要求同工同酬，她们很知道自己缺什么。男人们却没有那么好的运气，他们和女人一样有缺失，然而和女人不同的是，他们不知道自己缺什么，所以也无法准确定位自己的追寻方向。

这其实很不好受，或者说，比痛苦还要痛苦。

内心渴望某种东西却得不到，会让人体验到痛苦。比如想有很多钱，却贫困交加；渴望爱情，却孤身一人；有性需要，却没有滚床单对象。但这些确定的痛苦，可以轻易找到解决方案。比如抱怨社会，责备父母，找人倾诉，还可以通过与别人比较寻找心理平衡。

可是，如果人们只是体验到痛苦的感觉，却不知道那感觉具体是什么，也无从得知为什么会有这样的感觉。那就麻烦了。因为感到痛苦却无处归因，痛苦感就会被无限放大。就像一个人肚子疼却说不清哪里疼，连最高明的医生和最先进的仪器也无法诊断，那么肚子的疼痛就会转化为对未知和不可控的恐惧。这种心理和精神上的痛苦，比肚子疼本身更加让人难以忍受。

贞节牌坊带给男人的痛苦，当属此类痛苦。他们经常体验到一种莫名的焦躁不安，却又不知道这感觉从哪里来，具体叫什么名字，也不懂如何与这感觉相处。在一片慌乱之中，男人们试图给这些痛苦一个归因——不足够的金钱、权力和性。当他们渴望爱的时候，就去追寻性；

当他们需要被尊重时，就去追寻权力；当他们追寻价值感时，就去追寻金钱。

不得不说，大部分男人都是这样走完了一生。

受伤严重的男人

在心理学领域，无论是咨询师，还是来访者，抑或心理学爱好者，都是以女性为主。不但男咨询师凤毛麟角，男性的来访者也非常少，即便后者来到咨询室，也很难留下来做长程的自我探索。在各种以心理学为基础的培训课堂上，男性学员基本都只有10%~20%左右。

这一方面是因为社会不鼓励男人表达脆弱，另一方面也意味着男人的心理创伤更多一些，要停下来去体验自己的情绪和感受，对他们来说实在太有挑战性了。这反映在生理指标上，除了媒体报道里的男性精子质量在连年下降之外，男性的健康、寿命和生命活力，也表现得比同龄女性弱，连男性婴儿的出生存活率也比女性婴儿低。此外，罹患重性精神病、上瘾症、自闭症等精神疾病的患者，也是以男性为主。

而相关研究告诉我们，心理因素对身体健康的影响非常深远。那种萦绕着男人的无处归因的无名痛苦，正深深地伤害着他们，这个痛苦的名字叫做"空洞感"。空洞感的来源是错误的追寻方向，即男人们误以为自己要追寻的是现实的金钱、权力和性，但事实上真正能让他们获益的是心理和精神上的满足，以及情感上的爱和连接。

男人们终将发现，自己穷尽一生所追寻的金钱、权力和性，在他们的生命过程中呈现出如下效果：没有得到，则体验到已知的焦虑和不满足；得到了，则在瞬间的成功感之后，跌入未知的空洞里。而后为了排解这种莫名的痛苦感，慌乱之中只好再次踏上新的征程——得到更多金钱、权力和性，如是反复循环，疲惫不堪，永远也无法得到心灵的宁静。

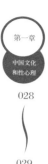

痛苦与获益共存

是什么原因，让男人们在从前、现在和看得见的未来，持续地生活在心理和精神的痛苦里难以自拔呢？

答案是：这些痛苦同时也让男人们得到很多益处。

让我们来看下面的这个小故事。

七岁的妮妮正在读小学二年级，她不小心在体育课上摔断了腿，疼痛让她哭得撕心裂肺，妈妈也陪着掉了不少眼泪。在接下来的好长时间里，妈妈把两岁的弟弟送到奶奶家，风雨无阻地背着妮妮去学校，还一改往常总是不耐烦的样子，又温柔又仔细地护理着她。妮妮再次感受到弟弟还没有出生时自己独享的母爱，她感觉幸福极了。所以，在她的腿伤即将要康复，弟弟就快要被接回来时，妮妮再次不小心摔断了腿。

对于妮妮来说，摔断腿固然会非常疼痛，也大大影响她的生活质量。可是如果和失去母亲的关注所带来的情绪痛苦比起来，这点身体的疼痛就变得微不足道起来。这就是潜意识的威力。

贞节牌坊之于男人，就像病腿之于妮妮。

贞节牌坊导致男人失去鲜活的共赴美妙滚床单的伴侣，可是，贞节牌坊却可以让他轻易拥抱身为男性的优越感和特权感，让他在社会生活里享受各种资源；虽然贞节牌坊导致男人时常生活在性压抑里（女性都守贞，单身男人势必无性），可是，一旦结婚了他就能在家里拥有无上地位，可以360度无死角地满足自恋需要；虽然贞节牌坊让男人不得不生活在焦虑和莫名的空洞感里，可是，这恰好为他们提供了自我放纵的理由，并且还无需因此受罚。

也怪不得直至一百年后的现代社会，仍然有受过高等教育的年轻男性宣称娶妻要处女，社会依然认为离婚或年龄较大的女人会贬值。男人怀里抱着刻有"特权"的巨石，哪怕因此承受疲累和痛苦，只要想到别人没有这样的巨石，心里顿时也能感觉好很多。

贞节牌坊和文化基因

贞节牌坊早已成为博物馆里的文物，但是在精神上却以文化基因的形式，渗入到中国人的集体潜意识，默默地影响着中国人的性福。在我们身边，有人为了自己离婚的经历而自卑，也有人为了妻子不是处女而痛苦；有人为了自己有多段性经历而羞愧，还有人为了名声和面子，逼迫正经历家暴或错配同性恋的异性恋子女继续留在婚姻里。

这些纠缠于内在的时间、精力和注意力，本来可以用在彼此了解和理解，思考如何共建和谐的两性关系，如今却无端消耗在并无建设性的文化基因上。

男人们要能理解到，那些痛苦纠结的感受，更多来自于对社会评价的追逐上。在成功和自我形象的需要上，中国男人更多依赖他人的眼光和评价，而自己的声音却过于微弱。如果男人们可以开始关注自己的需要，探索自己的想法和感受，确立属于自己的存在感和自我感。慢慢地他们必将发现，当内心体验到更多自信和力量，那些加诸在身上的标签顿时失去了意义。

女人们要做的是唤醒沉睡的自我意识，培养自我定义的习惯和能力——即回答"我是谁，我需要什么"这样的问题的能力。在日常生活

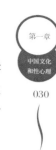

中，面对他人的眼光和非议，试着询问自己的看法和感受，而不是一味接受社会文化的塑造。值得一提的是，自我的独立必然建立在经济独立的基础上。所以女人们还需要付出时间和精力，去创造财富和管理财富，只有旗鼓相当的两性关系，才能带来平等沟通和互相尊重的空间。

穿着衣服的春宫图在诉说什么？

　　某日我在论坛闲逛，看到有人以极其愤懑的语气，发帖控诉某日本品牌服装试衣间里的春宫图，其中"……极其露骨……画得英明神武，惟妙惟肖"的字眼，让人忍俊不禁——发帖者一边说春宫图很下流，一边却又观察得那么仔细。发帖者这种心理感受和行为态度上的巨大反差，正好再现了古代春宫图画家的纠结心情。我将在后文中详细谈论这个部分。此时想说的是，这个帖子让我想起《乳房与月亮》这部电影。最初朋友向我推荐时，说它是"一部好看的性电影"。但是当我真的去观看时，却没有看到性，而只有纯粹、美好而深刻的爱。就算是女主人公艾翠丽塔和米盖在水床上翻云覆雨那场戏，艾翠丽塔裸着美丽的胸部，也丝毫感觉不到情色的意味，这要归功于导演对光线和角度的完美把控。

　　在有些人的眼中，只要有身体的裸露，就是性。但事实上在艺术作品里，很多时候性只是载体，那些经由性来表达的情绪情感，才是它真正的主题。艺术和性之间，只是一个自我的距离。无论对于作者，还是对于欣赏者，都是一样。

艺品见心性

　　古人说"字如其人"，是因为古人都用毛笔写字，所以中国书法就像是人的心理绘画，各种线条交织在一起，表达和抒发着作者的情感和心绪。不同的心性，就会写（画）出不同的字（画），是很难伪装的。

绘画心理治疗将古人的理念进行了发扬光大。

人类是先创造了图画，而后创造文字的。所以绘画更加接近人类的潜意识，用图画传递的信息，比语言要丰富和深刻得多。在绘画治疗师的眼中，一幅画远比千言万语更能呈现人们的内心。通过一幅图画，绘画治疗师可以读出画者的性格、情绪状态、智力、人格特点等重要的信息，还能看到画者更深层次的部分，他的动机、冲突、价值观和愿望等内容。在绘画治疗师的眼中，画者的任何一个涂鸦、画幅的大小、线条的粗细涂抹、空间配置、用笔的轻重等细节都有一定的心理意义，都在传递着他的内心世界。

简而言之，一些看似很随意的没有特殊意义的画面，在绘画治疗师的眼中，都可以被转译成有逻辑性的思考和语言，即"此处无声胜有声，述说不清能看清"，这句话完美地阐释了绘画心理治疗的玄妙。

说完了绘画心理治疗的原理，让我们回到日本品牌服装试衣间里的春宫图。虽然它们被发帖者描述为"赤裸裸"，但据我所知，日本春宫图的画家虽然会着意刻画生殖器官，可是，无论多么有肢体张力和情欲冲击力的滚床单画面，男女主人公都始终是穿着衣服的。

有人说，古代春宫图里的人物之所以大多穿着衣服，是因为古人忌讳裸露身体（身体发肤受之父母，不能轻易给人看），所以艺术家们找不到愿意裸体出镜的模特。也有人说，古人的春宫画其实是一种艺术的表现形式，重点突出意境美，而非直白的性活动本身。

这样的说法确实有几分道理。可是绘画心理治疗师们会如何看待这个现象呢？

春宫图：性之下是恐惧

要解析春宫图的心理意义，我们就必须要回到春宫图的历史和文化背景里去。

做为一种艺术形式，春宫图或春宫雕塑应该是伴随人类的诞生而出现。但是，春宫图变得非常兴盛，竟至成为人们生活里的特别存在，据查是开始于明代，而彼时中国人的性压抑已经持续了三四百年——如果说春宫图纯粹是性压抑的产物，那为什么明朝之后才开始兴盛呢？这真是一个问题。

让我们简单回顾明朝的社会环境。明朝的开国皇帝朱元璋出身低微，过了多年风餐露宿颠沛流离的悲苦生活，当权之后，对自己手中的政权有着极其强烈的不安全感。为了政权的长治久安，朱元璋做了许多"改革"——感兴趣的读者可以去查阅那段历史——严重挤压人们的生活、思维和自我发展空间。有历史学家用"等级森严、条令严苛、管理严格"来形容明朝初年的社会，明朝的规矩明目繁多，衣食住行的方方面面都有明文规定，违规的代价是很大的，稍不留神就可能面临牢狱之灾。比如有人在当街踢球玩乐，觉得太热就把裤腿挽起来，很快他们就悲催了——被公差以"违制"为由抓走，而后宣判有罪被砍脚，变成了残疾人。

就不用再说明朝的特务和文字狱了，很多人因为信手写下被认为不得当的诗句而被杀。

那么我们就可以理解，"逢人且说三分话，未可全抛一片心"这样的名言为何诞生于明朝了。而这句话，恰好也映衬了穿着衣服的春宫图，二者真是相得益彰。前者用语言劝人们在关系里不要真情流露，后者则用图画表达了同样的意思。

对于当时的人来说，完全地暴露真实的自己，是非常危险的事。

皇权严密地监控着人们的思想动向，但是像滚床单这样不会影响政权统治的性欲望，还是可以网开一面的。既然谈论社会、生活、思想之类的东西随时招来杀身之祸，写写情色小说，谈谈风月勾栏，画几幅春宫图总是可以的吧？有了这样的社会和文化土壤，也怪不得流传于世的情色小说和春宫图多成书于明朝了。

绘画心理治疗的视角认为，穿着衣服的春宫图，有掩藏真实自我的寓意——在人际关系或日常生活中，画家只能投入少量自我。明朝春宫图里的人物基本都穿着衣服，所以这是那个历史时期人们的整体状态，而非某个画家的个人状态，而这状态里，充满了紧张、焦虑和恐惧的情绪。性快感有缓解身体和精神痛苦的效果，如果情绪不能经由语言去疏解，大汗淋漓的滚床单也不失为一种好选择。

世间万物就是这么地富有层次。有人将春宫图做为性工具，有人将春宫图视作艺术作品，还有人却从中看到人心的恐惧。这就是艺术创作的魅力！

性与艺术创作

本节开篇我谈到电影《乳房与月亮》，用光线和角度把控了情色与艺术的一线之差。就像明朝时期那些穿着衣服的春宫图一样，电影艺术里的性画面，也常常蕴含比性更深的意义。比如《色戒》里的性，是在表现男主人公的恐惧和压抑；《颐和园》里的性，是表现女主人公的迷茫、混乱和无助。在电影的语言里，性活动常常只是表达的载体，而非其本身。在文艺电影里，为了弱化性意味，让观众放更多的注意力在人物身上，导演除了会选择胸部较小的女演员，还更多让滚床单发生在大白光之下。

但无论创作者的初衷是什么，在不同的观众那里，就是会有不同的解读。艺术作品在完成之后，就不再属于作者，而属于每一个欣赏者。不同的人就会看见不同的内容。有人看见色情，有人看到艺术，有人看到故事，还有人会从中看到其他的东西，比如美、爱、生命、存在等。

看到什么，你就是什么。或者换句话说，看到哪里，你就在哪里。

从心理学角度来说，艺术作品有着一定的疗愈功能，前提是人们愿意去感受那个作品，而非评价它。在欣赏一部艺术作品时，如果能投入情感慢慢地去感受它，就能越过表面的信息，看见更多无声的语言，这是打开艺术之门的钥匙，也是艺术作品之于人类的价值。它帮助我们看见自己，体验内心，进入更加丰富的世界。

这其实也是和另一个人建立情感连接的方式。

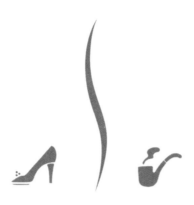

第二章

大开眼戒
的
性知识

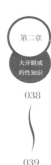

什么是性福？

在人们的理解里，性福似乎就是性高潮。即人在性刺激之下，所体验到的性快感和性满足，男性会有射精，女性则分泌爱液，人们会出现面色发红、流汗、抽搐等生理反应。

但在我看来，这个定义实在是有些简单粗暴了。因为自慰也能达到性高潮，也能让人的身体做出上述反应，但我们不能说，封建社会里守寡的女人很性福。

当然，要给性福下个标准定义，也不是那么容易。因为不同的人就有不同的性需要，也有着不同的性价值观。但万事万物都有运行规律，我曾经在《成长，长成自己》里为幸福的标准做了梳理，那么性福感的来源，自然也有一定的参考值。

为了更好地阐述什么是性福，让我们从以下三个小故事谈起。

谁最性福？

A先生，27岁，从15岁开始初恋至今，他交往了超过30个女朋友，最长持续时间8个月，最短的只有1天，并且大部分分手都由A先生先提出。家境优越外表帅气的他，在性这件事上从来都没有过空窗期，如果刚分手还没有交到新女友，他可以轻易找到一夜情。A先生在五年之内都不打算结婚，他觉得自己还没有玩够。

B小姐，26岁，大学期间第一次谈恋爱，目前正在交往的是第三任男友，他们正在讨论结婚的事。B小姐坚持拒绝婚前性行为，前面两段关系分手的原因，都或多或少是因为她坚持要新婚之夜才能有性，而男友却持有不同意见。和现任的男友能走到结婚的地步，是因为男友从未主动向她要求性接触。

C先生，28岁，和妻子是小学时期的同学，从那时起他就喜欢她。后来他们一起经历了中学和大学，大学毕业不久他们就结婚了。除了对方，他们再没有接触过其他的异性，无论身体还是情感。目前C先生和妻子生活在一起，生活平静而安稳，偶尔也会吵吵架，他们正在计划生一个孩子。

在很多人的想象里，最性福的人可能是A先生。他有那么丰富的性体验，还可以随时交往到漂亮的女朋友。C先生则会有一些遗憾，如果他后来没有离婚和外遇的情况，很可能终生都只能有一位性伴侣。而B小姐，她将在禁欲主义心理之下，找到自我的认同和道德优越感，做为当下社会男人理想中的妻子人选，她应该能得到好的婚姻归宿。

但是旁人眼中的性福感，就像小时候常被父母用来"激励"我们的"别人家的孩子"，也许只是看起来很好，至于身在其中的人，却是冷暖自知。

性福是一种感受，而不是行为，更不是任何其他的附加价值。所以要评估一个人是否性福，不能由别人说了算，也不能看他拥有多少性伴侣和性经验，而是要看这个人的主观感受和自我评价。

熟悉才性福

美国斯坦福大学教授保拉·英格兰教授曾对约炮关系做过研究。调查发现在第一次约炮中，只有11%的女性和31%的男性感受到性高潮，而在第四次约炮中（对象是同一人），这个数字得到了很大提升，33%的女性和64%的男性能感受到性高潮。

从上述调查数据中我们可以知道，并不是滚床单了就能有性高潮，那还要取决于滚床单的两个人的关系状态。并且，关系越熟悉，一起滚床单的次数越多，得到性高潮的概率就越高。

这很好理解，两个陌生人第一次见面，必然在心理上各种忐忑不安：他喜欢我的身材吗？她对我是什么感觉？他怎么看我这么快跟他滚床单？她会不会批评我的性表现？尤其是他们共同的担心：这次滚床单安全吗？

在这种情况下，当然很难保证基本的性高潮体验。因为人在紧张焦虑的情绪下，身体的感受性就会下降。

如果同样的两个人连续四次以上滚床单，无论他们是否建立了情感的联系，都能对彼此的身体升起一定的安全感，起码他们已经确认对方并不讨厌自己，也不会让自己染上性病，换句话说，是建立了一定的连接感。带着一种被接纳的感觉滚床单，身体自然就更容易放松，情绪也相对平稳一些，如果再加上熟能生巧的身体接触，性高潮概率增加就是自然而然的了。

稳定才性福

保拉·英格兰教授的调查里还有一组数据，在稳定的以爱情为基础的日常性关系中，有85%的男性和68%的女性能感受到性高潮。也就是说，和非恋爱关系下的滚床单相比，有爱情做为基础的滚床单，女人的性福度上升了25个百分点，男人也上升了21个百分点。

既然能建立爱情关系，那就意味着滚床单的双方是彼此欣赏和接纳的，并且他们很可能规划了共同的未来，在生活的方方面面——朋友圈、经济、生活方式、爱好等——都有较多的融合，和炮友关系比起来，他们的关系更加安全和稳定。

在这样的关系里滚床单，人们的内心会比较放松，知道自己现在的投入都将在未来得到回报，所以不会一味只照顾自己的需要，而罔顾伴侣的想法和感受。相反，他们会体贴伴侣的性感受，愿意为对方的性福付出努力，因为这有助于爱情关系的发展，未来也能够让自己获益。

在稳定的伴侣关系里，人们将有更多机会彼此探索性感带，基于越熟悉就越性福的原理，当伴侣们对自己和伴侣的身体越熟悉，当然也越容易创造更全面深入的性高潮。换句话说，只有建立安全稳定的情爱关系，伴侣们才有机会发展身体的亲密和默契，从而更好地配合彼此的需要，以创造足够的性福感。

愉悦才性福

保拉·英格兰教授研究的最后一条结论：很多被调查者反馈说，在一次性的约炮关系结束后，会希望那个陌生人立刻从自己面前消失，越快越好！

　　这句满带厌恶之情的话里，蕴含着一幅很生动的画面：一地狼藉之中，坐着一个头都不肯抬起来的人，在他的感觉里，那个刚刚与之滚过床单的人，就像是自慰之后用过的卫生纸，沾满了黏糊糊的丑陋的体液。所以他一眼都不想再看见，只希望它尽快顺着下水道流走，以后永远不要再回来。

　　试想一想，在这样的感觉和氛围之下，哪怕之前的滚床单还是出现了性高潮，也根本谈不上什么性福生活。

　　因为对于进化到高级阶段的人类来说，滚床单不只是为了性高潮，还为了体验亲密和连接——甚至后者还更重要一些。性福也不只是生理性高潮，还必须辅以心理和精神性的高潮，才能得到真正的满足。如果没有了心理和精神的交汇，人们在滚床单结束后，将毫无例外地感到心理空虚，并因此产生自我厌恶的感觉——厌恶性伴侣就是厌恶自己——就像保拉·英格兰教授的被调查者所反馈的那样。

性福来自关系

　　真正的性福，来自亲密稳定的高质量的伴侣关系。是伴侣们滚床单时的身心交融感，即在身体、心理和精神上都深入对方灵魂深处的感觉。

　　当伴侣们在关系中感到无条件的爱与接纳，当两个人都敞开最柔软脆弱的部分，当伴侣们以滚床单的方式邀请对方和自己融合，就意味着他们没有一丝防备和担心，也不会有任何的迟疑和犹豫，而是全然地徜徉在信任和被信任的爱情关系中，用心关注两个人身体的感觉。那真是人与人之间最美妙的时刻，他们将体验到同在感，感受到对方的心跳和呼吸都因自己而完美，感受到自己因为对方的爱而温柔开放，他们就像是以滚床单的方式回到心灵的家门。

如果一个人只是有很多性，却没有辅以情感交融的亲密关系，也很难得到真正的性福感。比如那些用金钱和权力去换性的人，他们之所以拥有那么多情人，恰好表明了性福程度比较低，而不是相反。这就好比一个人肚子饿了，只要吃一顿饭就能获得饱腹感，感到身体和心理的满足，那么他就可以去享受其他活动的乐趣了。然而如果肚子饿的时候，一顿饭的量远远不够，而是需要不停地吃啊吃，吃很多吃很久，即便是这样，也还是没有十足的饱腹感，只好吃着碗里看着锅里，心思不断游移，充满各种复杂的感受。这样的吃法不但很累，也大大影响享受其他乐趣的机会。

这么分析下来我们会知道，前文中的三个人里，C先生才是最性福的人，因为他和爱人建立了较为深层的情爱关系。性福不是A先生那样随心所欲想谁就谁的自由无度，也不是像B小姐那样把它上升到一种道德层面去膜拜，更不是大部分人想象中的被服务。性福需要亲密稳定的爱情关系做为基础，性福不止是性高潮，性福是生理、心理和精神都被满足，性福是可以为人提供心灵滋养的，性福能提升一个人的自尊感和自信心，进而焕发生命的光彩。

为什么只有人类会阳痿?

　　动物不会阳痿。和人的性器官构造不同,动物们在勃起时主要依靠阴茎骨。阴茎骨是棒状的骨头,不与身体其他骨骼相连,平时藏在肚子里,在需要的时候,会有一组肌肉把它推到阴茎的肉质组织里,以完成性交过程。

　　大部分哺乳动物都有阴茎骨,包括人类的近亲黑猩猩和大猩猩。比较特别的是,同样做为胎盘哺乳动物,人类却没有阴茎骨。因为当人在进行性活动时,阴茎勃起仰赖的是充血,而非阴茎骨。

　　科学家们认为这是进化的结果,在基因组里可以找到相关轨迹。

精密的人体

　　通过比对人类和其他灵长类动物的基因组,研究者发现,相比其他灵长类动物的基因组,人类丢失了510个非编码区DNA片段。在这些丢失的DNA里面,有两个片段直接关系到阴茎骨的进化秘密。一个是靠近雄性激素受体基因,另一个则是与肿瘤抑制相关的基因。研究者把黑猩猩的这两段序列分别注入小鼠胚胎,不久之后科学家们发现,前者导致小鼠的阴茎骨和触须延长,后者则导致大脑某个区域停止发育。

　　也就是说,丢失的基因序列直接带来了人类大脑容量的增大。在百万年的进化过程中，人类甩掉没有太多用处的阴茎骨，换来了更加聪明的大脑。

然而不断向高级阶段进化的人类，不仅仅甩掉了阴茎骨——遗传学家发现，现代人类细胞里所拥有的遗传信息，远不如我们远古的亲戚多。自从人类在偶然的机会和黑猩猩分道扬镳以来，已经甩掉了4070个碱基对。

在这个进化过程中，随着各项综合能力的提升，人类的身体性能也在不断优化。如果把人体比喻成电脑的更新换代，可能会有助于我们理解这个过程。

第一台现代电子计算机诞生于1946年，那时它是一个"外形奇怪、浑身闪闪发光的庞然大物"，占地面积达到170平方米，体重30吨。它的内部有成千上万个电子管、二极管、电阻器等元件，电路的焊接点多达50万个，机器的表面还布满了电表、电线和指示灯，这还不算，它的耗电量超过174千瓦小时，每当运行它的时候，全镇的电灯都将变暗。这个组织粗糙、零件繁多、还要吃很多电的早期计算机，所拥有的最佳能力是在1秒钟内进行5000次加法运算，500次乘法运算。

经过七十年的进化，如今的电脑精巧到巴掌大小，比书本还要轻薄，却可以达到每秒33.86千万亿次的浮点运算速度，据说，世界上最快的计算机有望达到每秒150千万亿次运算。不过，要熟练灵活地使用如此精密的电脑，就需要人们花费更多的时间和精力去学习它，所以十多年前大街上到处都是电脑培训班，就算是到了今天，还有人通过做PPT教程的创业项目而大获成功，就别提大学里专门的计算机专业了。

认识和使用身体

人类身体性能的进化和计算机有异曲同工之处——如今的人类比祖先更漂亮、更聪明、更少进食——但有所不同的是，二者相比较起来，我们更了解计算机，对计算机更感兴趣，也愿意花费时间去学习计算机的新功能。但对于自己和自己的身体，大部分人都没有那么了解，甚至并不感兴趣。人们似乎没有意识到，和计算机比起来，人体的精密程度何止千万倍——以阴茎为例，人类只需调动意念或外力刺激，就可以让阴茎快速充血，并将血灌注到海绵体内的静脉血管，阴茎就能随之变硬和变长，而整个过程仅需几秒就可完成。

这么精密的人体，如果不够了解它的运行规律，不懂得使用原理，当然就会遇到一些小状况。所以人类的阳痿，其实是在进化过程中，身体性能进行了超级优化，而人对这些优化的部分却不够了解，自主意识偶尔断片，就导致了局部失控的现象——抑郁症、强迫症等精神疾病，无一例外都属于这个范畴。

要解决阳痿——包括精神和心理——的问题，就需要人们去了解自己和自己的身体，尤其是理解人体的运行规律，以及学习如何与自己的多个纬度——身体、思维、情绪、精神——相处。此前人类只是完成了身体的进化，对后面三个部分的认识却比较粗浅，而这导致了很多层面的阻滞。阅读完本书，读者势必能理解到，阳痿不过是生活出现阻滞的外显症状而已。

有段时间我苦苦思考一个问题：都说人类的大脑只被开发了2%，那剩下的98%都在干什么呢？如今我大概找到了一个可能的方向：也许那剩下的98%就蕴含在思维、情绪和精神的世界里，等着我们去开发和使用呢！

而本书，正是要向读者介绍如何认识和使用自己。

人类为何嫌恶屎尿屁

有一个人到朋友家参加聚会，席间内急就跑到厕所方便，结果没想到那马桶是坏的，最后的场景就是一群人围着朋友家的马桶，围绕着如何处理马桶里的他刚刚出恭的粪便，开了一个小型讨论会。

之后此人再也没有去过那个朋友家，即便路上遇到了也尽量躲着走。因为他觉得那天的事情实在太糗太尴尬了，简直是颜面尽失。

这个经历确实是挺糗的。因为在人类世界里，有两件事是约定俗成地必须偷偷进行：一个是滚床单，另一个就是屎尿屁了。虽然这两件事说起来不太一样，但其实都跟"那话儿"有关。我们心知肚明每个人（尤其是成年人）都会干这两件事，却又总觉得不好说，不能说。

屎尿屁与文明

据说厕所的出现，也是人类进入现代文明的标志之一。根据资料的记载，早在公元前2500年，美索不达米亚、印度河流域和苏格兰就出现了厕所。或许自那时起，人类就意识到屎尿屁是很私人的东西，不方便向他人展示。

到了现代社会，大概是因为"厕所"二字容易让人联想到屎尿屁，就把名字改为洗手间、盥洗室、化妆间等更有格调的名字。嗯，当人们说"我要去洗手间"时，确实比"我要去厕所"文明多了。

虽然说法变了，但人们去做的事却是一样的。这不免让人思考文明的意义：文明，也许就是想办法掩盖或美化被认为是污秽的部分，屎尿屁如是，性也如是。但不得不说，人的心理就是这么叛逆，也确实懂得变通——当人们被迫文明地隐藏屎尿屁和滚床单时，就成立了"世界厕所协会"，发明了比基尼和超短裙，到处建性博物馆，互相参观世界各国的厕所，把性和厕所做为一种文化现象去研究。

屎尿屁与自恋需要

明明是客观存在的部分，却人为地规定只能做而不能说，并因此导致一系列的心理和精神问题。人为什么要给自身套上如此沉重的枷锁，和自己过不去呢？这真是值得思考的问题。

众所周知的是，在原始社会时期，当人们还没有形成男女有别、一夫一妻这样的现代思维时，应该是不太会为了性感到羞耻的。我高度怀疑"人类的性必须隐私"这样的规定，是产生于父系氏族公社以后，因为只有把女人的性关起来，男人才能免除为他人抚养后代的恐惧。

对人类的性进行私密化，除了保证血缘安全这样的现实因素。可能还有另一个重要的心理因素。开始直立行走之后，双手的解放使得人的大脑得到更多开发，于是产生了思维和意识，发展出自我感，自诩高等动物（小学课本都这么讲）。既然是高等动物，就该比猴子大象长颈鹿要更高贵才对。可是有一天，人类蓦然发现，自己来到这个世界的通道，竟然和所有的动物一样！也是来自屎尿屁之间。

天啊！那对人类的自恋绝对是沉痛的打击。

　　我们的老祖宗一定曾经为此深深烦恼过，因为他们早就知道，那个地方其实是他的快乐之源，是帮他体验到强烈快感的部位。老祖宗经过长时间的心理冲突，终于发明了把性进行私密化的文化和制度，为了让这个发明更好地传递下去，大家还要统一思想，在意识上认为屎尿屁是污秽不洁的，并且避免提及它们，否则就会被认为不文明。

　　这个发明真是既立足于现实利益，又保全了人类脆弱的自尊心。

屎尿屁与人际关系

　　但有趣的是，同样都是屎尿屁，不同的归属权却会带给人们不同的心理感受，也会促发不同的行为反应。比如很多人都会在排泄完毕后，再回头看一眼自己的大便，或者放了一个屁后，就下意识地抽抽鼻子——从自己身上出来的东西，一点也不脏。但是如果打开洗手间的门，看到便池里有一滩别人的大便，或者在电梯里闻到别人放的屁，就会做出厌恶的表情，像是撞见了世界上最恶心的东西。

　　人们的反应表明，污秽不洁其实是特指别人的屎尿屁，而不是自己的。那意味着屎尿屁很像是一个武器，如果对谁不爽了，就用屎尿屁去攻击他——当我们因怨恨某人而去咒骂他，那些冲口而出的攻击性的语言过程，某种程度上也像是把屎尿屁一股脑地丢到他身上，古人把脏话叫做"污言秽语"就是这个意思；屎尿屁也像是区分自我边界的工具——越文明的地方厕所设计就越隐私，因为人们不愿意在如厕时被别人看见。

　　屎尿屁是自我最私密的东西。它的样子不够漂亮，气味不够清新，人在排泄时的姿态也无法优雅，所以人们总希望能单独如厕。也正是因为屎尿屁这样的特质，所以有婚姻专家说：当一个人如厕时，能自然地

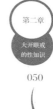

和一旁的伴侣聊天，就说明他们的关系是真亲密。

写到这里我忽然想到，怪不得人们会用"尿到一壶里"，来形容两个人关系好，也怪不得电影里要表现兄弟情时，就让几个男人一起去上厕所。肯让别人的尿来"污染"自己的尿，或者肯让别人看到自己如厕的样子，这得是对对方多大的喜欢啊。毕竟，自己的尿是我的一部分，而别人的尿却属于污秽之物嘛！

屎尿屁里的自我

小孩子大约在一岁半左右，都会对自己的屎尿屁产生兴趣。那时的他们刚刚会走路不久，能够很好地控制自己的身体。好奇心爆棚的他们很快就注意到屎尿屁的存在，并且，那是从自己的身体而来，自己可以自如控制的东西。他们先是兴致勃勃地观察自己的屎和尿，为自己放了一个屁而发笑，然后就开始伸出手脚试试感觉，有一些甚至还想抓起来尝尝口感。

然而他的探索行为并没有得到母亲的认可，却引发了母亲的尖叫、批评或责罚，母亲用厌恶的表情告诉他：这是很肮脏的东西，而他的行为令人羞耻和生气。小孩子因而陷入困惑里：我本来正在赞叹自己这么厉害，竟然有能力制造出这么厉害神奇的东西，怎么妈妈却不这么认为呢？难道，我是个不可爱的坏孩子？

因为对于小孩子来说，屎尿屁明明就是他的一部分，如果妈妈觉得他的屎尿屁很脏，其实就是在说他很脏。希望所有的妈妈都能明白这其中的心理规律，能够尊重孩子对屎尿屁的好奇，鼓励他们对屎尿屁的探索。

　　理解了小孩子对屎尿屁的态度，我们会知道，人们在和自己的屎尿屁独处时的心理感觉，基本上可以表明他对自己的感觉。因为正如前文所述，对于人的潜意识来说，屎尿屁是真实自我的一部分。

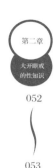

"流性人"是怎么回事？

美国乔治亚州亚特兰大有一个叫Ziya的6岁男孩，被媒体称为"流性人"，即对自身的性别认同一直在流动的人，他们一会儿认同自己为男人，一会儿又认同自己是女人。

Ziya的生理性别是男性，却有着男女两性的气质特征和行为表现。他一边深爱蜘蛛人的服装，一边也非常兴奋于穿着漂亮的裙子，喜欢芭比娃娃，也喜欢机动玩具。父母认为他不适应传统的男孩或女孩框架，并为他忧心忡忡。Ziya也因为自己的"特殊"表现而在幼儿园受到欺负。

总之，"流性人"的特点影响着Ziya的方方面面，让他经常体验到很大的痛苦和不安。

我们都要像男人

Ziya年龄还小，我们无法预测他将来会不会发展为双性恋。但不论未来怎么样，Ziya最终的模样都和社会期待息息相关。因为让Ziya和父母痛苦的并不是"流性"特质，而是社会对性别的严格分类。在人类世界里，男人的形象被界定为强壮、勇敢、好斗、坚韧，而女人的形象则与男人相反，她们被期待具备柔弱、温和、顺从、胆小等特性。

　　根据男女两性的不同形象，他们的爱好也是规定好的。男人应该喜欢机车、武器和小钢炮，而女人则要去喜欢衣服、口红和高跟鞋。如果反过来，男人喜欢口红和高跟鞋，大家就会认为他有病；可是如果女人喜欢机车和大炮，却反而得到欣赏和佩服。同理，男人表现得柔弱胆小，就会被周围人嘲笑和轻视，给他冠以"娘炮"、"二女子"、"婆娘调"等称号；可是当一个女人表现得勇敢坚韧，人们却会对她进行无私的赞美，说她是"女汉子"、"巾帼不让须眉"、"英姿飒爽"等。

　　表面看来，社会对待男人和女人的不同态度，是给女人预留了更大的空间。但实质上却是在暗示我们：像男人是很好的，被鼓励的；如果像女人，要么稀松平常，要么就不太正常。

　　所有人还在母亲肚子里的时候，社会已经为他的个人形象——外表、行为、想法、感受、个性特质等——做了接近标准化的界定，只有表现得接近这个标准，才能在人群中找到自己的身份和位置，获得心理上的安全感和归属感。反之，就会在各个方面承受非常大的压力——可能被质疑、嘲笑、排斥，甚至是被攻击——在这个方面，男人的压力要比女性大得多。比如曾有新闻报道说，某男因在大街上着女装而被他的同类殴打，他被打的原因，竟然是打人者认为他辱没了男人的形象。

　　被认为是"流性人"的痛苦的Ziya，如果生理上做为"她"而非"他"存在的话，可能生活会轻松很多。因为小女孩偶尔喜欢蜘蛛人衣服和玩具车，实在不是什么了不得的事。可是如果小男孩竟然也喜欢花裙子，就会成为大新闻。德国就有一个类似的新闻。一个小男孩很喜欢穿裙子，为了保护他的好奇心，父亲就陪他一起穿裙子。他们就此感动了整个互联网，父子俩穿裙子逛街的照片一度风靡国内外。

　　如果新闻里的人物换成喜欢玩玩具手枪的小女孩，大概就不会这么轰动世界了。

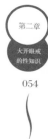

奇葩的"男人证"

为了在社会里得到属于自己的位置，我们都需要很努力地"扮演"自己的性别。无论一个人生来是什么个性，有什么喜好，怎样的气质类型，只要他长有阴茎，就必须终生背负一个任务：竭尽全力得到"男人证"，证明自己像个男人。

最近这些年，媒体时有报道人们去办事时，被要求提供各种奇葩证明，但是却没有人提及"男人证"这种奇葩界的奇葩。实在是因为它存在得那么合理，以至于从来不会有人质疑它的合理性。

男人们似乎不觉得，要证明自己像个男人，其实是一个无法量化且非常艰难的任务。暂且不论不同的男人在个性、思维和需要等方面的差异，仅只与生俱来的生理差异，就给证明的开具过程带来重重困难。

有些人一生下来，就无法确定他到底是男性还是女性，比如双套生殖器的人；另外一些人是成年以后，才发现自己"扮演"了很多年的性别，其实在生物属性上是错误的，比如拥有男性生殖器，染色体却是XX的人；还有些人是住在男性或女性特征的身体里，内心却坚信自己属于另一个性别，比如跨性别者；同样的困难还发生在同性恋群体，两个同性别的人相爱而生活在一起，却总会被人关心他们如何分配男女角色，但事实上他们的自我认同都是男性或都是女性。

鉴于这种情况，澳大利亚已经在公民护照的性别一栏，增加了"X性别"，即不是男性也不是女性的性别，或者还可以说，是由公民自行决定的性别。

这真是人类认知的一大进步。

忘却性别，成为自己

如果有一天，我们不再过度关注性别和性别形象，而只是看到一个人的存在本身，穿过性别期待和对性别的刻板印象，真正去了解个体的特性。不去评价某个形象属于什么范畴，男人可以阴柔，女人也可以阳刚。而且阴柔也好，阳刚也罢，只是美好的阴柔或阳刚本身，并不会人为划分它们"应该"属于谁……那时我们的世界将更加美好而宽容，人和人之间的关系将更加亲密和真实，小男孩Ziya也可以摆脱"流性人"标签，轻松地成为自己的样子，更多被人看到他的性格、特长、喜好等，而不是性别的标签。

如果有一天，所有人都可以看见自己的本性并成为自己的样子，而不是努力去扮演约定俗成的某个形象，把自己的与众不同——身体、心理、精神——看作是个人特质的一部分加以珍视，那么世界上的心理痛苦者会大幅度减少，相应的，自我力量得到展现、活出真实自己的人将会大幅增加。

那时，这个世界将更加鲜活，更加丰富，更加有趣。

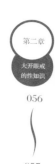

越有钱，越性福？

在我的青春期阶段，没有电话，没有网络，生理卫生课是自己看书，朋友之间也不谈论性方面的话题，有困惑了就只能自己瞎琢磨。所以多年以后和旧日同学聚会，其中有人讲起那时的第一次"性经历"，把在场的所有人都笑翻了。

姑且称呼这位同学叫小梅。小梅当时和隔壁班的男生谈恋爱，并且他们的恋爱是得到双方家长首肯的。他们住同一个镇，两家人相距不太远，家境也相当，一个是独女，一个是独子。现在想来，也许他们的父母都希望结亲之后，孩子们不至于离家太远。既然是奉旨恋爱，两个人就交往得大大方方，感情关系也很稳定。

时间来到那个神奇的暑假。男友的父母去外地走亲戚，小梅的父母去市里办事，两个年轻人终于瞅着机会，在一起待了整整一天一夜。然后，重点来了：那个晚上，他们什么也没有发生。只是穿着衣服并排躺了整夜，两个人都觉得该做些什么，但是又真的不知道做什么。小梅说："后来我才知道，他那时根本都还没有遗精过，我也是刚来月经不久，根本就是狗屁都不懂的小孩子啊。"

这句话带来了石破天惊的效果，一群人就开始交流各自月经初潮的时间。然后我们就发现，小时候家庭条件越优越的同学，性成熟也越早，反之就越晚。

这刚好也迎合了社会学家潘绥铭在2010年展示的研究数据。

性成熟与社会阶层

在大多数人的认知里，性成熟的早晚只与遗传、生理基础或营养摄入有关，而性成熟的时间本身根本不值得关注，就像瓜熟蒂落那样，只要最终性的发育都成熟了，不影响未来的结婚生子就可以。

但是，社会学家的调查数据却告诉我们，性成熟的早晚与当事者未来的社会成就直接相关（数据来自《性之变，中国人21世纪的性生活》，潘绥铭、黄盈盈著）。

表2-1　阶层与性成熟平均年龄

性成熟	低阶层（岁）	中间阶层（岁）	高阶层（岁）
少男首次遗精	16.37	16.26	15.91
少女月经初潮	15.48	无数据	14.51
少男首次自慰	18.57	18.16	18.00
少女首次自慰	19.81	无数据	20.71
少男首次性生活	22.78	23.29	22.75
少女首次性生活	21.92	无数据	22.97

对于这些明显的差异，社会学家的解释是"中国社会对于成功男性的种种要求，都只能在青春期之后才能开始培养，因此性发育早一些的男性，等于多争取到一些学习与锻炼的时间"，"女性的月经初潮早……可能更早接受端庄淑女的规训……因此她们日后成为高阶层女性的可能性，大于那些月经初潮晚而且较早开始自慰和性生活的女性"。

但是，从心理学的角度，我对此有不同的看法。

一个人的性成熟，不仅仅是生理性的，更是社会性和心理性的。首先是性知识的获取渠道方面。相比生活在乡村的同龄人，生活在城市里的高阶层青少年生活环境更开放，周围成人对性的态度更宽容，这使得他们获取性知识的渠道也比较多。其次是内在思考的环境方面。城市青少年受到的教育和人文熏陶更丰富，使得他们对异性、爱情、生活等领域的思考也更多，对性的理解自然也更多元更丰富。最后是接触性刺激物的频率。都市生活里的性刺激物非常多，售卖性用品的广告、带有性意味的影视画面、年轻情侣的亲密互动等。凡此种种的各种现象都在告诉我们，一个生活在大都市的少年，相比封闭乡村的同龄人，无论是在哪个层面，在性成熟的道路上都将走得更快更远。

由于中国经济和教育发展的不平衡，人们在青少年时期所处的社会阶层，决定了他们的受教育水平和质量，所以在一定程度上来说，是青少年父母的经济实力决定了他们未来的成就，而不是他们性成熟的时间；是较高的社会阶层促发了性生理的快速发育，而不是较早的性成熟帮助人们提升社会阶层。

至于高阶层少女月经初潮比较早，但是首次自慰和性生活的时间却明显晚于低阶层少女，根本原因是中国社会期待女性拥有较少的性经历，而高阶层的父母有更多时间和精力去监管女孩的性生活——是父母的外力强制导致了这一结果，而非自然现象。

一言以蔽之，如果没有意外发生，当人们出生成长在较高的社会阶层，在种种因素的叠加下，未来取得更高的社会成就几乎就是必然。

性福与金钱

类似情况也出现在青少年的父母们那里，下面是一组中国人婚内性福度调查的数据：

表2-2 婚内性福度调查数据（部分）

婚内性福因素	低阶层	中间阶层	高阶层
妻子更爱丈夫	9.4%	16.7%	20.7%
性生活频繁	44.1%	51.3%	57.7%
女方发起性生活	2.7%	4.0%	5.9%
讨论性生活	34.3%	36.9%	52.9%
性生活时耻辱感	19.0%	10.8%	11.9%
性分泌物很脏	27.1%	17.2%	13.7%

社会学家得出的结论是：人们的社会阶层越高，性福度就越高，反之则越低。但是这些枯燥的数据却不能告诉我们，具体是什么因素导致这样的结果。如果不去做探究，我们会误以为一切都是金钱的结果，比如第一组数据透露给我们的：有钱的丈夫会更多得到妻子的喜爱。

事情当然没有那么简单。

在我们的社会里，金钱早已超越它本身的经济属性，而更多成为安全感、自尊感、价值感等心理感受的一部分。

当人们越有钱时，就越可能受到更好的教育，进而对性有着较为科学的认知，越懂得如何营造性福的滚床单生活；当人们越有钱时，工作之余能够投入到伴侣关系的时间和精力就越多，自尊感和自我认同度也越高，这才是有钱男人赢得妻子喜爱的根本要素。高品质的伴侣关系，当然会带来更多的性福——性福感不只来源于生理快感，还更多来自心理和精神的快感；最终，性福的两性关系，又能反过来帮助人们赚更多的钱——攘外必先安内，良好的亲密关系可以带给人们安全感，提升自尊感和价值感，获得更多自信心，也能帮助他们体验到更多平静、力量和勇气，这些都将促进他们在事业上取得更多成就。

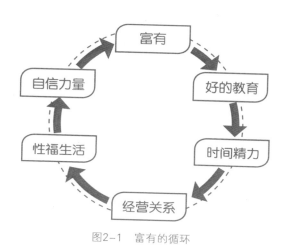

图2-1　富有的循环

　　综上所述，人们能否在滚床单中体验到充足的性福、快乐和满足感，关键因素并不是滚床单的技巧，也不是金钱本身，而是金钱所带来的内在价值——时间精力、自尊感、伴侣关系、情绪的健康等。如果相反，人们必须在基本生活物资上耗费大部分时间和精力，没有多余的时间和精力去经营伴侣关系，或者在伴侣关系里不够自信和自如，情况就不会那么乐观。他们可能会进入到另一个没有那么美好的循环里。

贫穷是一种创伤

　　父辈们曾经用各种形式歌颂贫穷，但是从心理学的角度来看，贫穷却是一种严重的心理创伤，并且这个创伤会引发一系列的创伤叠加。

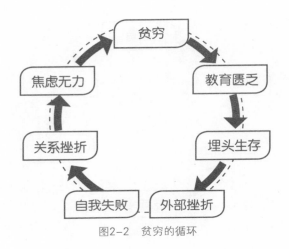

图2-2　贫穷的循环

　　歌颂贫穷，不过是在资源匮乏阶段，人们为了帮助自己更好地忍受痛苦和煎熬，转而为自己的处境和感受赋予积极的意义，有一种苦中作乐的意味，这对当时的人的心理健康是有帮助的。然而时过境迁，如今社会已经发展到物质极大丰富，大部分人都能够满足自己的基本生活需要时，我们就必须要正视这样一个现实：贫穷对人的各个方面——身体、心理和精神——都有着极大的危害性。

　　越是贫穷的地方，重性精神疾病的患病率就越高，自杀率也越高。

　　低阶层男性之所以在滚床单时体验到更多耻辱感，一方面是贫穷带来的低自尊——自我感觉不好，会更容易恶意化他人的意图；另一方面也因为生活压力让他们在伴侣关系上较少投入——性福需要投入时间和精力在情感关系上。这两个因素都会直接影响人们的性福感。前者容易衍生出各种心理和精神问题，心理和精神问题又容易带来性和性心理的障碍（低阶层男性平均有过3.38种性障碍，高阶层的数据是3.05）；后者则必然带来伴侣关系的疏离和冲突，如果卧室之外缺乏亲密良好的互动，那势必也会影响卧室里面的性关系。所以有人说，性福的滚床单开始于卧室之外。

改变，从任何一步开始

漫长的历史长河中，种种原因导致大部分人都处在赤贫和饥饿中，所以父辈们一边对金钱有着强烈的渴望，一边又因为无法得到而对金钱充满憎恨。到了如今，大部分人都可以有能力拥有金钱的时候，却由于集体潜意识的影响，让我们一时间还无法彻底去除旧的思维模式的影响。

我们需要认识到，金钱本身拥有很多美好的特质。我们的劳动因为金钱的回报而凸显价值，人与人之间因为金钱的往来而相互依存。某种程度上来说，金钱甚至为爱情的落地带来更多现实感，毕竟，那些让爱情萌发的个人特质——高雅的气质、渊博的学识和自由的思想——哪一样不需要金钱做为助力呢？

所以，我们当然会因为金钱而爱上一个人，因为有很多内在的价值是伴随着金钱而来的。

从现在开始，请给金钱以最大的尊重，无论是头脑、心理还是行为层面。要能理解到，金钱不止是经济数字，它更多是为性福生活提供服务的载体，也是带领我们走上轻松、愉悦和平静的使者。

在这样思路转换的基础上，我们将能理解到，想要得到性福的生活，我们就需要尽力让自己的生活走上"有钱"的循环，而这条循环上的任何一步都可以做为入口。即无论我们是从"好的教育"还是从"经营关系"入手，抑或让自己拥有更多"时间精力"用于思考和认识自己，还是从更直接的地方——让自己拥有自信和力量——开始努力，最终都能达成性福生活的目标。

为什么同性恋和双性恋者
拥有更多性伴侣？

　　一项来自美国疾病控制与预防中心（National Survey of Family Growth）的数据表明，在调查的一年时间里（2006–2010年的问卷，参与调查的是年龄在20–40岁的10403名男性和12279名女性），有20.5%的男同性恋拥有6个或以上性伴侣，而其他组别——男异性恋、女异性恋、女同性恋、男双性恋、女双性恋——则远低于这个比率，但其中女双性恋拥有6个或以上性伴侣的比率是8.6%。在所有人群中，性伴侣总数超过或等于10个的，同样也是男同性恋和女双性恋最高，分别是59.4%和46.0%。在人们拥有的性伴侣平均数量排序上，大致是：男同性恋>女双性恋>女同性恋>男双性恋>男异性恋>女异性恋。

　　很明显，男同性恋和女双性恋者比其他群体拥有更多性伴侣。然而，这是为什么呢？他们在更多的性伴侣那里，可以满足什么样的需要呢？难道仅仅是性的快感吗？

社会和心理困境

　　在展开谈论这个话题之前，让我们先来关注一则公益影片。

　　一家国外的商店里正在出售一只小乌龟，当顾客对小乌龟表示兴趣时，店员就提醒顾客说：这只小乌龟是同性恋。结果，有相当一部分顾客都选择了放弃带它回家。

影片制作者想表达的是，连购买一只宠物龟，人们都会在意它的性取向，并直接用行动表达自己的负面态度。我们就可以想见做为人类世界的一份子，拥有非主流性取向的人们，在参与社会生活时需要承受的压力有多大，内心的孤独和恐惧感有多深。那将让他们对自身有很大的困惑：我到底是谁？我的存在和需要是合理的吗？我可以被大家接受和喜爱吗？

除了在社会和文化层面遇到挑战，同性恋和双性恋群体还将面对心理的困难。

伴侣关系的实质是，人们怀揣着内心的需要和渴望，在人群中寻觅可以提供这些满足的人。无论同性恋、双性恋还是异性恋，都是如此。那些对自己的需要和渴望越是清晰的人，就越容易找到可以提供满足的伴侣，越是对自身的这个部分模糊的人，在寻找伴侣的时候就越可能遇到困难。比如同性恋（尤其是男同性恋）和双性恋者群体。

因为目前的人类社会对男人和女人的形象有着清晰的界定，比如阳刚的男人和温柔的女人形象才符合社会标准，形象上稍有偏差的人就会被众人耻笑，甚至影响现实的生活和事业发展。然而在同性恋群体里，大部分人在情感关系里还是遵循一男一女的角色，也就是俗称的一攻一受。如果一个人在生理上是男人，自我认同也是男性，社会规定他应该是进攻的、阳刚的、事业的形象。但是来到伴侣关系里，他却被认为是女性角色——顺从的、温柔的、居家的——而存在，那会让他是什么样的心理感受，又如何看待和理解自己呢？

他可能会在某个瞬间，恍惚于自己究竟是男性还是女性，或者困惑于自己的样子是否正常，是否合理，这将影响他们的自我认同感。再加上整个社会对于男同性恋群体的不接纳，把表现出女性特质的男性冠以歧视性称号，也加剧了男同性恋者对自我的困惑和质疑。

在面对自我认同的危机时，人们要么本能地踏上自我追寻之路，要么会在恐惧和慌乱之下，抱着"今朝有酒今朝醉"的态度，在短暂的关系里寻找临时安慰——须注意很多异性恋也会这么做。

无论是由于对自我的不确定性，而随意进入并未准备好的伴侣关系，还是一开始就打算用短暂的关系来逃避面对自己，都容易使得关系很短命。如果时常处于一段又一段短暂的关系——无论同性恋、双性恋还是异性恋——都可能让人们对自己建立情感关系的能力，对情感关系和情感对象产生质疑，慢慢地接受"现实的残酷"，产生"人和人之间就是那么回事"的消极感受，然后就会继续发展短暂的关系，让自己接受理所当然的痛苦。

其心理过程的演变如下图：

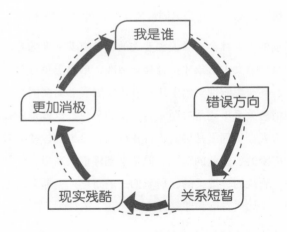

图2-3

于是乎，就有了我们看到的数据，同性恋者尤其是男同性恋者拥有较多性伴侣。但他们并不是喜欢频繁换性伴侣，实在是有很多外部和内部的困难，在推动着他们不得不进入一段又一段短暂的关系。事实上如果他们对自己足够坦诚，会感到那并不是令人愉快的生活和情感状态。

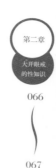
双性恋的情感世界

双性恋者在生理上是属于某一种性别的，但是在心理和情感上却存在不确定性。他们可能在同一阶段，既渴望与男人滚床单，又渴望和女人滚床单；也可能这样的渴望，只发生在不同的阶段，换言之，他们可能这个阶段爱上一个男人，到了下一阶段又会爱上一个女人。因为对于他们来说，只是爱上了一个人而已，和那个人是什么样的性别没有太多关系——如果是这样，他们会更容易缔结稳定的伴侣关系。

正如我在前文所言，人们总是渴望在伴侣关系里得到情感和心理上的满足。如果一位双性恋者发现，自己的需要是多种多样的，富有层次的，甚至很难被尽数满足，他们需要在男性那里寻找一部分需要，也需要在女性那里得到一部分渴望。对于他来说，似乎离开了某一种性别，自己的内心就会变得不够完整。

基于"男同性恋＞女双性恋＞女同性恋＞男双性恋＞男异性恋＞女异性恋"的性伴侣数量链条，我们知道女双性恋的性伴侣数量仅次于男同性恋。

对于这个现象，很大的可能性是：女权主义的发展让部分女性的自我得到了觉醒，她们意识到女性在社会管理层面的不公平待遇，进而希望和男性并肩齐驱，于是不由自主地渴望像男人一般行事，像男人一般恋爱，甚至是像男人一样"花心"。然而无论是生理属性还是社会属性，她们都被归类为女性，这是永远无法改变的事实。所以对于频繁更换伴侣的女双性恋来说，时而和男人在一起做为一个女人，时而又和女人在一起做为一个男人，也许最能平衡和满足她们内在里的需要。做为一个完整的人而存在，是每个人内心深处很原始的渴望。

那么，如果说同性恋和双性恋者之所以拥有更多性伴侣是和心理因素有关，他们可能会通过心理治疗得到改善吗？他们有必要开始心理治疗吗？

没有无缘无故

有些专门为同性恋群体提供心理咨询的异性恋咨询师，为了表达支持和尊重的态度，常常是不由分说地认为性取向全然都是天生，或者由生物属性所决定。当然官方的资料也在发表类似的观点。美国心理协会和美国精神医学会在1973年投票表决，把同性恋行为从疾病分类系统中删除，世界卫生组织也在1990年把同性恋从精神疾病分类中删除，从那以后，只要有心理咨询师声称可以治疗同性恋者，就会被认为是骗子；如果有人说同性恋背后有心理因素存在，也会被认为是道德不正确。

但是，做为长期在咨询室里和来访者在一起工作的心理动力取向的心理咨询师，我不得不冒着被骂的风险来说点真话：同性恋做为一种性的喜好和行为，是客观存在的社会现象，这种现象的成因至今都不能被医学和心理学界清晰和明了，但那并不意味着这现象的背后没有原因。我们不能因为对某事物或现象缺乏了解，就认为它的存在不合理或者有问题，但也不能因此就认定它没有被进一步认识的空间。

人们说，没有无缘无故的爱，也没有无缘无故的恨。在深层心理学领域，这句话就更加是真理。所有的心理现象背后都一定存在原因——

当然包括同性恋、双性恋等现象——虽然那原因不一定能被我们发现。

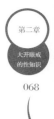

我不止一次和自我认同为同性恋的来访者一起发现，在他的成长经历中，总有千丝万缕的原因让他是今天的样子（心理咨询的副产品）。尤其是那些一度不确定自己的性取向，以及曾经喜欢异性后来喜欢同性，或者曾经喜欢同性后来开始喜欢异性的人群。

一个故事

长发披肩的E小姐，父亲性格简单粗暴，对母亲有家暴行为，但母亲毫无还手之力，而只是各种恶言相向。父亲因此被激怒，就打得更加厉害了。两夫妻在吵架和打架中度过了近20年，后来还是离婚了。母亲经常对E小姐诉说父亲的"丑陋行径"，还断言"全天下男人都是恶魔和骗子"。

E小姐读初中的时候，曾经暗恋过班上的男生，但是种种原因并未表白。后来读高一的时候，有个外校的男生公开追求她，被她拒绝后，连续很多天都骚扰和恐吓她。当年只有16岁的E小姐恐惧得不敢去学校，班上一位个性泼辣的女同学得知后，不但挺身而出斥退那个男生，还每天接送E小姐上下学，以保护她免受骚扰。不久，E小姐发现自己深深地爱上了那个女同学。她也是在那个时候开始"变成"同性恋的。

我们发现E小姐的所有女友都有共同特点。她们总显得很有力量，有一些男性般的坚毅和魄力，同时又有着女性特质的温和与包容。换言之，E小姐的女友们在个性上都表现出雌雄同体的特点。而这恰好就是E小姐最渴望的部分：有力量但是却不暴虐的父亲，那可以给她提供保护和依赖，同时又无需恐惧于被伤害；温和包容但同时富有力量的母亲，可以让她体验到情感上的连接感，同时也驱散内心的孤独和无助。

但E小姐并没有因为这样的发现，就想要去找一个男人去谈恋爱。她喜欢自己现在的生活，并且通过长时间的心理治疗，她和女友的关系越来越稳定，正在考虑通过人工授精生育一个孩子。

就像E小姐的故事那样，有些自我认同为异性恋的人在心理治疗过程中，也会发现自己之所以喜欢某类型的人，并非无缘无故，而是有着较为深层的原因。大部分人都不会因着自己的新发现而改变生活方式——离婚、分手或改变性取向——他们只是对自己有了更深的理解，这份理解会促使他们深入自己的生活，让一切都变得更是自己想要的。

心理治疗的副产品

必须要说的是，对自身性取向的探索只是心理治疗的副产品。很少有人来见我是因为不能接受自己的性取向，除了极个别希望通过心理咨询去除对异性的厌恶排斥感之外，大部分同性恋或双性恋者在求助于心理咨询时，大多集中在社会适应和伴侣关系上。在心理咨询师们的眼里，一个人喜欢什么样的性爱对象和性爱方式，就像喜欢什么样的菜系和烹饪方式一样平常。我更关注来访者情绪困扰和内心需要背后的心理动力，而不是表面的形式和症状。

在心理治疗过程中，我们可能会关注个体为何对某类人产生强烈的性趣——无论这性趣指向同性还是异性——但是却无法改变这个性趣本身，如果这个性趣并不会对自身造成伤害，也没有改变的必要。少有什么力量可以大到能改变一个人的原始渴望，很多时候人们也无法改变自身的内在特质，而需要尊重和接受"那就是我"的事实。

然而现实发生的是，网络上仍然有一些询问如何改变性取向的求助贴。在我看来，这愿望背后的心灵呼声是：我不敢和我的感觉在一起，也不想看到我是谁，对于我的人生要如何个性化地走下去，我甚至都没有力量去面对。

　　这个声音才是需要去探索的部分。

混乱的性关系映照痛苦的内心

当古人形容那些情场得意的男人时，常用"左拥右抱"这个极具画面感的成语。四个字一出，立刻就能让人脑补一个红光满面的得意表情。在很多男人的心目中，那似乎就是成功和快乐的代名词。

但是心理学却对此有不同的理解。

浮华下的沉渣

如果一个人常态性地与两个以上的伴侣保持性关系——无论那互动是言语还是身体——那么我们就该想到，他的内心其实是被撕扯的，无法完整统一的，或者换句话说，那并不是快乐的感觉。这样的说法，可能会有些超出你的想象。毕竟生活里大部分人都没有条件"左拥右抱"，所以人们会倾向于想象那些这样做的人，内心一定是极度快乐的。

我要说的是，你的想象并没有全错。

当一个人被许多有性吸引力的异性万众簇拥，他的内心当然是极度快乐的，或者可以说是非常兴奋的。那样的时刻那样的气氛，也确实会带给他很多好的感觉，比如感受到自己有权力，有价值，被认可等好的内心体验。这也是很多人在夜总会一掷千金的心理原因。

然而，越是那么兴奋那么刺激的情绪体验，就越可能被用来掩盖一些真实存在却难以忍耐的感受，比如空虚、孤独、悲哀等。如果一个人需要刻意进入喧闹的气氛才能得到对自己的好感觉（或者是掩藏对自己的坏感觉），那其实也是极其悲哀的一件事。毕竟，现实生活无法360°全方位地被营造。在大部分时候，每个人都必须要面对真实生活里的平淡和普通。在这样的时刻，人们将不可避免地看见自己的平常甚至是平庸，也唯有这样的时刻，人才能真正和自己在一起。

性混乱即心混乱

不是每个人都能坦然地面对自己，尤其是当他对自己感觉很不好的时候，或者是他认为自己与理想中的样子相差太远时。这个时候，最快驱散痛苦情绪的方式，就是尽快开始一段关系，且无论那关系是怎样的。生活里的有些人，从不让自己的感情生活有空窗期，如果对现任的伴侣不满意了，就必须得骑驴找马，找到下一任了才分手。否则无论如何都要拖着。就是这样的内在原因。

还有一些人的做法，是同一时间开始多段关系。因为和同一个人关系发展得太亲密，就会害怕对方看见自己那不太好的真实的样子。如果把自己分成好几片，每个伴侣都只能看见一片的自己。他就能感觉安全多了。当然这样又会产生新的痛苦：我们的主流价值观比较鼓励"一夫一妻制"，这让那些正在跨越这个界限的人，哪怕头脑层面有着多么合理的自我解释，在内心的某个隐秘角落，那些对伴侣的内疚、对道德感的质疑、对自我的不确定都将以莫名焦虑的形式默默存在——人们可能无法清晰地看到它们，但那并不意味着它们不存在。

D先生的故事就很典型。D先生和妻子结婚三年，准备要宝宝了。但他同时还和单位的两个女同事保持着暧昧关系，偶尔也会在社交网站上寻找陌生的女性。妻子对他的行为并非一无所知，两个人经常为此爆发激烈的争吵，事后D先生会极力表白自己真正爱的是妻子。

D先生并没有撒谎，他确实爱着妻子，害怕她会离开，所以每天都小心翼翼地删除所有的聊天记录，以免发生严重的后果。但他也无法停止自己的行为，因为他只能让那两个女同事看见自己放荡不羁的一面，也只能让陌生的女孩见识自己的粗鄙丑陋。D先生喜欢和妻子在一起的自己，温文尔雅，风度翩翩，一举手一投足都得体适宜。但这样的形象无法24小时都维持住，他时常真切地感受到自己的内心像深不见底的黑洞，洞内喧嚣浮躁，随时都有要吞噬他的危险。

每当这样的感觉来临，他就会去和女同事约会，或者到网上寻找一夜情。D先生觉得，只有这样，他才能有力量继续去扮演那个好的自己。这是帮助自己快乐起来的最好方式，但同时也在影响着他的自我评价，也经常恐惧妻子会真的受不了而离他而去。

从D先生的故事我们可以理解到，表面看来同时开展多段性关系的人，是为了追求快乐。但真实的情况却是相反，他们是在用这样的方式驱散心理上的痛苦感。或者还可以说，当一个人非常努力地去追求快乐时，那恰恰意味着他内心的痛苦实在太多了。

那么，D先生和他的妻子该怎么办呢？

两个人的婚姻

他们可以寻求心理咨询师的帮助，一起进行婚姻治疗。但进行婚姻治疗的前提条件是，D先生必须停止所有的婚外关系。在心理咨询师的

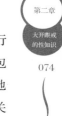

帮助下，D先生可以尝试对妻子说出自己的恐惧，学习用语言（而非行为）来表达自己。当婚姻关系进入真正亲密的状态，可以更多地彼此包容和理解时，D先生那个内心的黑洞将被安全和信任感填满，他慢慢地就能体验到平静稳定的情绪和积极的自我认同，这将反过来促进婚姻关系的健康发展。

但是在现实生活中，D先生不一定愿意走进咨询室，更多的时候只是他的妻子想积极地做些什么。那么我想提醒妻子们，单凭自己一个人的努力，要改变丈夫的行为，让婚姻关系良好发展是非常困难的。

婚姻专家一再告诉我们，婚姻是两个人的事。这句话里包含着两层含义：1.一个巴掌拍不响，无论充满矛盾冲突的婚姻，还是亲密的婚姻，都适用这句话；2.每个人做好自己的事，婚姻关系才能朝好的方向发展。简单来说，D先生的心理困境导致了婚姻关系的困难，而这个部分并不是妻子可以帮到他的，那是需要他自己去面对和处理的。所以，如果不参与婚姻治疗，D先生最好能去做一段时间的个体治疗。

可是，如果D先生两者都不肯选择呢？那意味着他已经为自己的婚姻做出了选择，即他选择不顾及妻子的感受，以及选择任由这段婚姻关系朝向不可控的方向去发展。对于妻子来说，这确实是很遗憾的消息，但她也只能接受。毕竟，没有人可以逼迫另一个人去做自我成长，因为那需要当事者发自内心愿意和做一定的投入——时间、金钱、精力等——才可以做到。这个时候，D先生的妻子就需要做出自己的选择。是继续等待，寄希望于他某天良心发现自己变好？还是选择离婚，去寻找另一段心目中的爱情关系？抑或，还有其他的什么选项。

对于D先生的妻子来说，任何一个选择都很艰难，却又是她无法逃避的人生课题。

人人都有偷窥欲

在刚过去不久的2014年，一位英国知名医生因偷窥被发现而被捕，这原本不算是什么稀罕事，但因为他的妹妹是知名影星杨紫琼，就引起了媒体的关注，进而被广为报道。

表面看来，既有偷窥行为之实，那么被发现就是迟早的事，这似乎没什么值得探究的。但是从心理学角度来看，这世界上并不存在偶然！为什么那偷偷安装的摄像头，三年都安然无恙，在那个紧要关头却忽然自行脱落？杨医生被发现之后，一边说"我不能告诉家人"，似是恳请警方为他保密，但另一边却自曝是明星的哥哥，又摆明了希望更多人知道此事。

这前后矛盾的疑点，不能不引起我们的关注。这位医生究竟在玩什么把戏？偷窥他人如厕的行为，又是基于什么样的心理动因呢？

偷窥与禁忌

人的好奇心自出生之日起就天然存在，并且越是被禁止的，禁忌的，好奇心就越大。在许多传说故事里，都有"只管向前走，不要回头，否则灾难就会降临"，或者"不要打开那个盒子，否则就面临世界末日"之类的告诫。但故事的主人公向来都无法抵挡好奇心的诱惑，宁可瞬间失去所有，冒着失去性命或给周遭带来巨大厄运的风险，都要去一探究竟。

哪怕已经到了价值多元的现代社会，性，依然是最大的禁忌。比如许多影视剧都不被允许出现裸露镜头，甚至据说广电总局最新的通知，竟赫然包括影视剧女主角不可以爱上两个男人，哪怕是在不同的时间段都不允许。可想而知在这样的文化里长大的人，对性的好奇和愿望该有多么强烈。因为对于人的欲望来说，越压抑，反弹的力量就越大。

所以在中国民间，闹洞房、听房做为一种民俗被保留至今。当一对新人新婚的晚上，邻人的小伙子们就躲在床底下、窗台边或其他不易被发现的角落里，等着偷窥新人的春光大戏。没有人会把这样的行为视作偷窥而加以谴责，还反而认为这是一种庆贺，一种祝福。就心理学角度来看，这更多是以喜庆之名，行欲望释放之实。

偷窥欲人人都有，但如果偷窥变成一种无法自控的行为，成为一个人生活里的主要内容，就会带来种种的麻烦。除了可能受到法律和道德的惩罚，还会严重影响自己的生活和工作，那些耗费在策划和实施偷窥的时间和精力，本来可以用去创造丰富而有意义的生活内容，而今却只能无可奈何地被偷窥欲望所占据，这是让人又沮丧又懊恼的事。

偷窥，另类的性满足

无论是警方通报还是媒体的报道，被抓获的偷窥者都是以男性为主的。在某些影视剧里，也有女性偷窥男性的剧情，但后者更多是一种夸张戏谑的喜剧手法，而非实际的生活现象。

偷窥，就是只能看而不能真正得到，并且还必须是在无人知晓的地方独自完成。就偷窥的这个特性来说，男性比女性的愿望会更强烈，也更能通过偷窥得到性满足。首先是因为男性大多视觉体验发达，他们仅凭视觉刺激就可迅速调动性欲望，并达到某种程度上的性满足。

新闻里的杨医生有结婚生育，但是依然需要不断地偷窥别人，所以很明显他偷窥并不是因为性欲求不满，而更多是一种心理上的需要。通常偷窥者真正实施强奸的概率是非常小的，他们更多满足于视觉的刺激和大脑里对性的想象，而不是真的去付诸行动。但往往他们这样的行为，会给被偷窥者带来极大的心理困扰，有强烈的心理空间被侵入的不安全感，那是很可怕的。

正是因为如此，法律才会对这种行为进行制裁。

偷窥与性心理发展

通常来说，偷窥行为并不会无缘无故发生，而是在人生活的早期阶段就已经埋下种子。小男孩最早的性对象，都是自己生命里出现的第一位女性，自己的母亲——这样的观点也许让很多人都难以接受——这种性的指向，或明或暗都在家庭里隐秘地发生着。

但小男孩的这个愿望永远不可能得到满足，基于人类社会对乱伦的禁忌，基于占有母亲将会被父亲惩罚乃至杀死的恐惧。于是他们只好压抑这个需要。大部分人的心理发展都会依着顺序向前走，最后他们会承认母亲是父亲的女人，转而向父亲认同，并希望通过成为像父亲那样的男人，以赢得其他像母亲一样的女人的爱情和性。但是有少部分人却会固着在这个时期，一味努力压抑对母亲的性欲望，目光无法朝向更广阔的生活。他们会发展出不同程度的性心理障碍，偷窥狂便是其中一种。

性欲望的特点是越压抑反弹的力度就越大，于是小男孩们会陷入

"压抑–反抗"的冲突模式，久而久之就导致身体和心理发展的分裂，即做为身体的性已经成年，但是心理上的性却依然停留在小孩子的状态。他们将无法像成年人那样用健康有益的方式满足性需要，也困难于像成年人那样建立稳定深入的性关系。简单来说，持续的偷窥行为，某种程度上是通过偷窥女性的身体，替代性地满足儿时渴望占有母亲的潜意识愿望。

据新闻报道，"杨建德（杨医生的父亲）去世后，他在英国当医生的四儿子并未出席葬礼。"那意味着杨医生与父亲的关系非常不和睦，甚至连父亲最后一面都懒得去见。再结合杨医生持续性的偷窥行为，那会让人联想到，也许在他的心目中，父亲是那个可能会惩罚他的人。在小男孩的幻想里，这种觊觎母亲身体的行为，如果被父亲发现，就可能被抛弃甚至被杀死。那是充满焦虑和恐惧的。这样强烈的情绪，将让他有意识地离父亲越远越好，所以他选择去英国发展，而不是像自己的妹妹杨紫琼一样留在马来西亚。

偷窥与罪恶感

"压抑–反抗"模式是一种非常痛苦的心理状态。"杨医生们"每天生活在与欲望的对抗里，内在里会非常辛苦，并且由于法律、文化和道德对偷窥行为的负面态度，让他们背负着沉重的心理负担。所以有新闻报道过，某男青年因无法自控地偷窥竟试图自杀。

偷窥和罪恶感是双胞胎的关系。当一个人在实施偷窥时，他非常清楚这是为人所不齿的，一个"偷"字形象地表达了这种行为的性质，所以偷窥者会对自己有很多谴责，认为自己应该受到惩罚。此时"杨医生们"会有一种非常复杂的情绪体验：快感和满足感、罪恶感、内疚、害怕等等，这极大地耗费了他们的心理能量，也让生活陷入困顿和慌乱。所以他们同时也极度渴望能从这种状态里得到解脱。也就是说，犯罪者其实潜意识里是非常渴望自己被发现的，因为独自承担那么多秘密，真是非常大的心理包袱。如果能够被发现，他也就得以从那复杂的情绪漩涡和无法自控的生活里得到解脱，同时也达成自我惩罚的潜意识愿望。

这就可以理解为什么摄像头会无缘无故自行脱落，极有可能是杨医生自己在潜意识驱使下的故意为之。至于他主动说出与杨紫琼的关系，给父亲挚爱的妹妹惹一身骚，也许能让与父亲关系不睦的杨医生隐隐地感到快意。就心理学角度来说，这更多是一种对父亲的报复：看吧，其实我是有能力打败你的。

偷窥的欲望不只是"杨医生们"才会有，事实上每个人都有，并且那个欲望同样也是强烈的。近几年各种真人秀节目的盛行，一些鼓励人们自曝隐私的社交媒体涌现，以及可以删除访问痕迹的网络工具等的出现，就可见一斑。人们热衷观看24小时无死角拍摄的明星的生活，沉迷阅读别人或欢乐或惨痛的生活故事，喜欢"我看了你但是你却不知道"的隐秘快感，其实就是在变相满足偷窥欲。

但有所不同的是，心理发展较健全的人，大多都能够管理自己的偷窥欲，并且有着多元的自我满足渠道。尤其是有能力建立稳定而安全的亲密关系，能够在亲密关系里感受到爱和温暖，与伴侣共同创造丰富而愉悦的性体验，如此他就可以用成年人的方式去享受性，而不是反复停留在孩童式的"看而不得"的痛苦纠缠里。

鼻环和自伤，为性爱也为攻击

鼻环最早是用在牛身上的，据说是因为牛的脾气太倔，为了驯服它，就在它的鼻子中间神经最敏感的地方穿一个金属环，那么牛的主人只要轻轻拉动鼻环，牛就会乖乖听话。

鼻环用在人身上的历史，据说最早发源于阿拉伯国家，之后传到印度，成为区分少女和已婚妇人的明显标志。这其实是极具性意味的做法，她们的丈夫用这样的方式彰显自己的性权力，而女人也以此表达自己的臣服与顺从，通过鼻环的连接，确立了他们拥有和被拥有的性从属关系。

只不过人们用各种华丽的材质和美丽的设计，使得鼻环看起来更像是一个特别的装饰品，以此来掩盖它性从属的意味。

自伤的心理意义

现如今，各个国家的年轻人都开始喜欢鼻环，在他们那里，鼻环变成了拉风耍酷的工具。比如某女星在失恋后，就在社交网站晒出戴着鼻环的照片，教人们怎样三招变成坏女孩。也许她的本意是在用幽默的方式自嘲一番，但这个自嘲里实在饱含各种复杂的情感。失恋可能带给她不小的心理打击，让她一时间难以承受，于是用穿鼻环的生理疼痛来缓解心理上的痛苦，同时也在用这样的方式对自己说：你不可爱，你是坏女孩！

体验过被抛弃感的人，都曾经这样攻击自己。

很多对身体的自伤，都发生在与性爱相关的事情上。有人将爱人的名字纹绣在身体的隐私部位，借此进行强烈的爱的宣言；有人在舌头上镶嵌舌环，只为接吻时给对方以新奇刺激的感觉；有人在失恋后选择割腕或者其他方式放弃自己的生命，以此逃避被抛弃的绝望感；还有更极端的例子是被父母反对的恋人，相约了一起去自杀，以表明永远在一起的决心。

如果一个新的来访者来见我，而他的情绪显而易见地不稳定，早期的心理创伤也非常严重，我就会关注他是否曾经有自杀和自伤的行为。因为当一个人的心理和精神痛苦大到难以承受时，就可能用伤害自己身体的方式去缓解痛苦。也就是说，精神的痛苦和身体疼痛比起来，前者更难以承受一些。这也是精神分裂症患者在清醒时会选择自杀的原因（比如梵高）。

自伤：对父母的不满

无论是酷酷的鼻环，抑或基于求美的隆胸、整容，还是为了向伴侣示爱的纹身，主动自伤的行为，都蕴含着丰富的心理学意义。如果一时间难以理解二者的关联，那么这句"身体发肤，受之父母，不敢毁伤，孝之始也"也许能带给你许多联想。

若非明显的畸形或颜面损伤，当人们对自己的容貌不满意时，其实也隐含着对父母的贬低，因为那外貌的基因全部都来自父母。只不过，做为一个普通人，公然谈论对父母的不满意，是非常困难的事（大部分人会为了对父母不满而感到自责不安），所以现实的情况是，很多人都认为父母是好父母，但在情感上却无法对他们亲近。谈论对父母的复杂情感很难，但是谈论对自己身体的不满就容易多了，因为那是可以看见的"客观事实"。

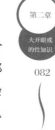

电影《钢琴教师》里的女主人公，经常面无表情地切割自己的阴道，以缓解她与母亲纠缠痛苦的关系所带来的心理痛苦。从心理学角度来理解，她是用那样的动作在潜意识里宣泄对母亲的愤怒——她从母亲的阴道而来，而她憎恨阴道，所以要狠狠地割伤它，也许当鲜血流淌时，她就能从中体验到些许报复的快感。

解决痛苦的新方式

通常来说，那些在痛苦时选择割伤自己的人，都是因为成长过程中缺乏成年人陪伴、支持和帮助。他们对自己的情绪体验不熟悉，更不知道如何与自己的感觉在一起。所以每当痛苦时，才会忍不住就要去伤害自己。

如果能理解到这个部分，当你发现自己在情绪痛苦时，有切割自己身体的倾向，或者对自己的身体非常不满意时，会知道除了让情绪无助飘散或任意掌控自己，还可以在那个时刻找到值得信任的人去求助，那个人可能是你的老师、朋友、亲人，也可能是心理咨询师。在较为安全的关系里，通过语言的述说，通过对自己内心体验的理解和梳理，通过适当的心理和情绪调适，内心慢慢地不再混乱和无助，而是逐渐变得可控、清晰和稳定。

一段时间之后，你就会发现客观现实可能还是照旧，但是你的感

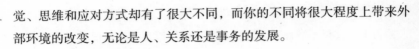

觉、思维和应对方式却有了很大不同，而你的不同将很大程度上带来外部环境的改变，无论是人、关系还是事务的发展。

一切都将因为这个新方式而不同。

血缘婚姻为何是一种禁忌？

小时候每当过年，父母就把我和弟弟赶出去玩，生怕小孩子童言无忌说错话坏了年景。但即便如此，我还是常常说错话。有一次我出神地看着母亲和面，超大的面团在盆子里来回翻动，忍不住喃喃地说了一句："哇！这么多面啊！"母亲闻言脸色都变了，连忙摆手叫我出去玩。

母亲紧张的脸和自己当时大惑不解的心情，是我后来很多年都记忆深刻的画面。当然今天我已经能明白，生于五十年代的母亲是曾经被饥饿威胁过生命的人，对她来说，"嫌"家里的食物太多，势必会激起她对饥饿和死亡的恐慌感，那当然会让她瞬间紧张起来。

如今当我想要谈一谈"乱伦"的话题，心情之紧张谨慎，有些类似当年说家里的面团太大。生怕一不小心，就触犯了某些人的神经。"乱伦"，做为一种很深的禁忌，总让人觉得是不容谈论的。就像我家里过年时不可以谈论食物太多，就像信仰基督教的人不可以谈论上帝，也像古代的人们不可以谈论父母的名讳那样。

但人的心理就是那么叛逆，越是被规定不可谈论的，人们的好奇心和隐含的欲望就越强烈。

乱伦与特权

如果要谈谈"乱伦"为何是禁忌，不如先说说人们在谈论"乱伦"时，为什么总会伴随深层的恐惧感。

原因当然是与性有关。并且，还与不可被谈论的人群——皇帝贵族——的性有关。

在古代，普通老百姓总是谨遵规条，不敢越雷池半步。因为犯错的成本实在太大了，有很多人可以对他们的生活行使权力，以至于随时都可能一不小心万劫不复。但是权力阶层就不同了。他们可以制定规条，然后再去享受打破规条却无需被惩罚的成功感。

在世界的很多地方，创世神话的男女主人公都是亲兄妹（明明是乱伦，但如果做为创世神，立刻就高大上了）；其次是在历史上，大部分的乱伦都发生在贵族圈，比如史书讲了很多皇帝把女亲戚娶回后宫的故事。

读完那些文章以后，你可能觉得古代的贵族太淫乱，但是对他们来说，淫乱不过是用来彰显特权的一种方式，而非淫乱本身。也就是说，贵族们在淫乱时，真正享受的并不是性的愉悦，而是某种混杂着性、特权、自恋、征服欲等特别的情绪体验。我想象每当贵族们乱伦了自己的女亲戚之后，都会在心里呐喊：谁说不可以乱伦？我就可以做到！我多么特别！没有人的权力可以比我更多！

在这种情况下，暂时还不想死的人，当然不敢公开谈论"乱伦"这个词。

伦，即次序

在大部分人的认知里，"乱伦"之所以成为人类世界的禁忌，根本原因是为了优生优育。比如有人说，清朝皇帝之所以大多短命，公主们也长得歪瓜裂枣，跟他们当时近亲婚配有很大的关系。但另外有人考证说，虽然皇帝们大多会娶自己的表姐妹，但真正能坐上皇帝位置的子孙，往往都是和其他没有血缘关系的妃子所生。但如果是这样，却又能反过来证明，滚床单的两个人血缘关系越远，生出来的孩子身心就越健康，头脑也越聪明，就越容易当上皇帝。

另外，"伦"，即次序。对于封建社会的宗族来说，维持次序的稳定不变是非常重要的，把"乱伦"做为禁忌，也可以具有社会管理和社会关系简单化的功能。如果社会关系因为性关系而乱糟糟——父不父子不子——无法分得清阶层地位和权力义务，那可真是让人头疼的一个局面。这也是"乱伦"禁忌之所以一直存在，甚至在科学文明有了发展之后，还被写进法律条款的原因之一。

但事实上，大部分人对"乱伦"禁忌的理解都有所偏差。在古代，皇亲贵族娶自己的表姐妹并不算乱伦。相反，当时这是被鼓励的婚配方式。

乱伦禁忌的源头

法国有一个叫爱弥尔·涂尔干的人类学家和社会学家，他花了很多年专门研究"乱伦"禁忌，并将他的研究汇编成了一本文集，叫做《乱伦禁忌及其起源》。

涂尔干发现，人类世界的乱伦禁忌最早并不是针对血亲之间的性行为，而是对信奉同一个图腾的男女之间的限制。也就是说，同一宗族的男女——比如堂兄妹——不可以结婚，否则就是乱伦。可是表兄妹之间由于并不信奉同一个图腾（发展到后来是不同的姓氏），却可以自由地发展爱情关系。只不过后来，随着科学的发展，人们逐渐认识到表兄妹的血缘关系，容易导致下一代的出生缺陷，才开始把表兄妹也划为乱伦的行列（在我童年时期生活的村子里，父母那一辈里还有表姐弟结婚的现象）。

涂尔干细致搜罗了大量人类学证据，考察到原始人的外婚制（即只能与外族人通婚）起源，在"人类为何有乱伦禁忌"的问题上，得出了一个让现代人无法想象的答案：原始人对同氏族成员的性禁忌，与他们对血的敬畏直接相关。

在蒙昧的历史时期，原始人眼中的血液是非常神圣的，他们认为氏族的图腾之神就住在血液里面。那么一旦鲜血从人的身上流淌出来，图腾之神失去栖身的住所，就可能震怒地降罪于族人，令氏族成员遭受可怕的灭顶之灾。这样的理论自然就会让族内的女性成为众矢之的，因为她们每个月都会流血。涂尔干追踪发现，原始社会的女性在月经周期内，经常都是被隔离监禁的。那么可想而知，本族的男子当然就不可以与她们随意滚床单，以免得罪了图腾之神，导致全族的灾难。而外族的女性由于与本族的图腾之神无关，就不用担心她们的血液会携带让本族人恐惧的神秘力量，自然就可以放心地迎娶了。

乱伦与性别竞争

很明显涂尔干所研究的那个历史阶段，已经进入彻底的父权社会，否则女性的经血不至于被赋予神秘而可怕的色彩。毕竟，不会有

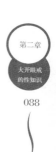

人对朝夕相处的自己的身体感到神秘，更不会把司空见惯的东西关起来，比如人类只会觉得不多见的黄金很特别，谁会去在意漫山遍野的普通岩石呢？

所以每个月都流血的成年女性，并不会引发图腾之神的震怒，但是却会威胁到族中男性的权威和统治。

她们自小在族群中长大，对族中情形的了解程度和族中男性不相上下，拥有的资源、知识、能力也和族中男性一样多，如果她嫁给了本族中的男性，尤其是嫁给本族有权威的男性之后，通过不断的生育和哺育，很快就能依托血缘的力量，建立一个母系的王国，威胁到男性的统治权力。恐怕这也是中国历史剧里经常把"干政的后宫"塑造成坏女人典范的原因。

原始人类的族长们经过缜密思考，认识到外族的女性永远都不具备这样的威胁性。首先是她们不在本族土生土长，对族内的很多事务都不熟悉，没有千丝万缕的人脉关系，这让她们缺乏基本的权力资源，不容易培植自己的势力；其次是初到陌生的环境，面对陌生的人、规则、文化等，以一对多的势态让她自动成为弱势方，为了求生存，她们必须放低姿态努力融入新环境，换句话说，外嫁的女人更容易被驯化。最后是关于性的新鲜感和神秘感，从小生活在一起的人，见多了对方的吃喝拉撒睡，是很难有什么新鲜感的，性的吸引力自然也没有那么强烈。而外族的女人无论是生活习性，还是样貌体型，都带着一种陌生的气息，当然就更让人心神荡漾了。更何况从今天的科学眼光来看，和外族的女性结婚滚床单，也是符合优生优育原理的。

这就是乱伦禁忌的历史和心理来源。它不仅仅是性那么简单，还事关权力、生死、繁衍和族群发展，怪不得哪怕到了今天，我们对乱伦这个话题还是噤若寒蝉。

性窒息者：在濒死边缘独舞的人

谈论这个主题着实让我有一些压力。因为这可能是大部分人都没听说过的领域，会不会因为我写的文字，反而导致有些喜欢新奇刺激的年轻人去模仿呢？是性欲多样化独立组织"粉色疗法"的创始人多米尼克·戴维斯的话给了我勇气："无论是危言耸听，还是选择沉默，对任何人都没有好处"。就像我在咨询室中常鼓励来访者们去做的那样，所有危险的、可怕的、难以直面的问题和事件，只要我们开始尝试去谈论它，就是疗愈的开始。

我想通过这个小节的内容，向广大读者揭开性窒息者神秘、痛苦和恐惧的内在世界，也可以帮助对性感到好奇，但是却缺乏了解性知识渠道的年轻人，让他们知道，危险的事情和英雄感并不划等号，也不是所有的快感都值得去追求。

什么是性窒息？

多年前我读到过一个离奇的死亡故事。一个国外的男子，被发现死在自家的地下车库里，且死法怪异。他穿着女式的抹胸短裙，白色丝袜和红色高跟鞋，脸上戴了一个面罩，面罩上有一条皮管子直通身后的肛门。

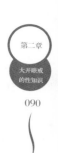

他被发现时已经死去几天，没有人知道他是怎么死的。鉴于他奇怪的死状，曾有人猜测他可能是被屁熏死的。但警方在调查后认为，死者很可能是在玩性窒息游戏时，因操作不当而导致意外身亡。

性窒息，国外也称自淫性窒息或色情性自虐。当事者通常都是独自一人在偏僻隐蔽的地方，男性穿着女装，用女式内衣或手帕包裹阴茎，同时用外物控制呼吸的方式，造成大脑的缺氧状态，刺激增强自身的性感受，以达到强烈的性高潮体验。由于实施者经常由于操作不当而死亡，研究者对这种行为的性质一直存在争论。比如有观点认为性窒息游戏看起来像是有着自杀的结果，但当事者的主观愿望是获得性快感，而非真的自杀。所以应该与自杀行为进行区分。

性窒息的生理和心理

也许法医鉴定人士有他们的一套专业伦理和原则，但是从心理学的角度来理解，会通过性窒息来获得快感的人，在潜意识深处，他要么是想要用极致的方式"意外"杀死自己，要么是渴望自己可以是意外的幸存者，一个极其特别的、有能力的、可以逃脱死亡命运的人。因为无一例外的，性窒息爱好者都是在心理和精神上长期承受极大的痛苦煎熬，却缺乏向外求助的心理能力。对于有些人来说，在痛苦煎熬里度过的每一分每一秒，都令人感到难耐的窒息和绝望，但是又无法就此放弃生的希望，他们放任自己做出高危行为，比如危险驾驶、无防护措施的滥性、性窒息游戏等。

美国每年报道的性窒息者超过1000例，年龄大多分布在12岁-25岁，但也有年龄更大一些的人，甚至中老年男性（该群体的男女比例是50:1）。性窒息者的性格大多比较内向，且几乎都没有不良的犯罪记录，在工作、学习和品德方面都表现良好。表面看来，他们与任何一个普通的邻居、同学、朋友都没有什么不同。比如2013年我国某大学因性窒息而死亡的研究生，在记者采访中，被同学和老师评价为"文静、内向、宅"，"跟班里人都相处得不错……都在正常的范围内"。

人类世界关于性窒息的记载最早开始于17世纪，当时曾经用来治疗男性阳痿。因为人们观察到男性死因在被行刑时阴茎会勃起，偶尔还会有遗精现象。当然，这个方法很快被发现没有什么效果。

神经科学的研究告诉我们，大脑在缺氧状态下，会导致多巴胺、去甲肾上腺素等兴奋性神经递质的释放量增加，大脑神经细胞的活动性也显著增强，此时机体容易产生错觉、幻觉甚至是谵妄的症状，而此时的性刺激将被大脑知觉数倍放大，由此产生类似吸毒一样强烈的性快感。如果你觉得这样的描述有些费解，不妨想象一下精神病人的世界，当他们进入幻觉和谵妄状态时，一些在普通人听来很微小的声音，在精神病人听来却可能如炸雷一般响亮。

高度危险的性窒息

虽然性窒息行为能在某个瞬间给实施者带来性快感，这却是非常、极其、绝对危险的行为。一方面人在缺氧状态下，身体活动和意识反应能力都大幅减弱；另一方面，人在性高潮过后随即就会陷入虚弱无力的状态，有些人还可能出现精神恍惚的情况。当性窒息行为操作正常时，当事者能够在高潮过后及时醒过来，顺利终止窒息行为。可是只要出现一点点偏差，如绳套过紧、打结等情况，就极有可能出现心脏停搏、大脑损伤，甚至出现不可逆转的窒息死亡的后果。所以对于性窒息者来说，生与死之间常常只是几秒钟的距离。

然而这样的高危险性，却恰恰是性窒息者那样做的心理动力之一。

就心理学意义来说，性窒息者是将爱和攻击同时指向了自己。换句话说，他们的内心世界缺乏真实的可连接的关系，所有的爱恨情仇都只能在自己的身体和内心里做封闭式死循环。生活环境、关系、特质等种种因素都可能让人产生情绪，而情绪在产生之后，要么通过运动、倾诉、游戏等方式把它排解出去，要么用自我思考和体认的方式把它消化掉，要么用隔离、否认、转移的方式把它压抑到潜意识深处，但无论如何，情绪是不会自行消失的。

可是对于有些人来说，上述的三种方式他们都不会（没有机会学习或没有能力发展）。那么情绪就会在身体内部四处离散和游走，那是一种弥散性的让人坐立不安又有些抓狂的心理感受。然而，这种难受却很难用语言说得清楚。人们通常都只能感到自己很难受，但是却不知道这难受从哪里来以及为什么难受。实在是因为情绪这个东西，看不见摸不着也没有固定的形态，一方面是无从向他人展示所带来的孤独和焦虑感，另一方面是被隔绝的绝望和无助感。

性窒息者很可能就是陷入了这样的一种情绪困境，事实上大部分的人格障碍和精神疾病患者，都是受困于这样的一种心理状态而无法自拔。

性窒息者的心理机制

他们很可能在3岁以前或生命的更早期，经历过非常严重的心理和精神创伤，比如身体、精神或性的虐待，比如自身感觉或重要关系的严重剥夺，或者他们的直接抚养人正经受着极度的情绪崩溃和不稳定等等极端的情况。长期处在这样令人恐惧的生活和关系状态里，将使婴儿时刻面临死亡的威胁，并且，由于心理功能几乎是零，使得他根本无法承受那过于强烈的情绪刺激。

人的内心总是蕴含着无限的力量。哪怕是刚出生的婴儿，在这样危险艰难的时刻，也会积极地想办法来自救。于是有些人就可能发展出"自我欺骗"的能力，比如默默地对自己说：我喜欢这样的环境，我享受被这样对待，这恰好就是我所渴望的。婴儿一边用这样的话语来安抚自己过于恐惧和绝望的情绪，一边把注意力转移到自己的身体上，通过摩擦身体获取的快感来淹没掉自我真正的感受。

如果进入黑暗的绝境变成一个愿望，如果可怕的濒死状态同时伴随着强烈的性欲，那么它们就可以变成是被欢迎的生活的一部分，那么这种生活就变得不至于那么艰难了。

性窒息者们很可能是用绑缚脖颈阻断呼吸的方式，让自己重新回到生命早期那种可怕的、濒死的、生命受限的情境里，然后再用成年的自己帮助那个弱小的、无助的、绝望的婴儿逃脱，以体会到自己的力量感和控制感，尤其是强烈地感受到自己对于活下来的愿望。那也许是他在幼年时最经常体验到的淹没性的情绪感受。由于这样的过程，常常伴随着强烈的性快感，就会使得性窒息行为变得类似上瘾症，即虽然当事者感到内心极大的痛苦，但是却无法仅凭一己之力让自己抽身。

由于长时间徘徊在自己和自己的关系里，性窒息者可能没有能力进入真正的恋爱关系，和另一个人共享生命的种种。

一些建议

性窒息者亟需长期的心理咨询帮助，通过安全的有包纳性的咨询关系，让他们有机会进入二元关系，学习和另一个人建立关系，在与他人的关系中体验和看见自己，并尝试学习新的与痛苦情绪相处的方式，学习新的帮助自己的方式。

然而由于性窒息者总是单独活动，缺乏较为亲密的人际关系支持，再加上性羞耻感而不愿向外人透露自己的性偏好，使得他们时常错失被帮助的机会。所以常见的情形是，因性窒息活动失败而死亡的人们，离去多日才在隐蔽处被发现，令人唏嘘不已。

性窒息者们需要意识到，性窒息不是健康的解决性需要的方式，恰恰相反，这是随时可能危及生命的习惯，并且这个习惯并不只是小癖好那么简单，它很可能是严重的心理或精神创伤导致的问题行为，或许当事者生活的其他层面——人际关系、事业发展、心理情绪等——也遇到很多困扰，只不过都以性窒息的方式去逃避和冲淡而已。

我时常鼓励遇到心理痛苦的人们，鼓起勇气给自己一个机会，主动去寻求心理咨询的帮助，并且努力在咨询关系里停留尽量长的时间。无论什么样的行为、感受、症状，都一定有它发生和发展的根源，去认识和理解自己，去发现和拥抱自己，去试试看用与以往不同的方式去处理痛苦，那么总有一天，人们必将发现，原来自己曾经知觉到的，并不是世界的全部。而那些曾经倍感绝望的，以为永远没有办法消除的困扰，竟然也会恍若隔世。

不可思议：小婴儿也会自慰

妞妞刚过完一周岁生日，白白净净的皮肤，圆乎乎的小脸，笑起来还有一对深深的酒窝。全家人都很喜欢她。平时妞妞的父母都要上班，照顾妞妞的重任就落到了爷爷奶奶的身上。爷爷奶奶快七十岁了，照顾她确实有些吃力，但是节俭惯了的老人不愿意花钱聘请保姆。

有一天，妞妞的妈妈下班回家，看到爷爷在客厅的沙发上打盹，奶奶在厨房做饭。妞妞趴在婴儿床上，用力绷紧身体，小脸蛋憋得红红的，还发出"嗯嗯"的声音。妈妈以为妞妞是被床褥堵住口唇，翻不过身来要窒息了。吓得她惊叫一声，连忙扑过去把孩子抱起来。

妞妞的反应却是一副不耐烦的表情，她瘪着嘴看着妈妈，好像受了委屈。妈妈于是意识到，妞妞并没有遇到危险。

那么，妞妞是怎么了呢？

惊慌的妈妈带妞妞去看医生，这才知道妞妞是得了夹腿综合症，通俗点讲妞妞是在自慰。

自慰不是病

我认为不该用"症"这个字来定性妞妞的行为，因为那就像是在说妞妞患病了。而事实上自慰是连胎儿都会做的事，并不是什么病症。台湾曾经有新闻报道，一位怀孕27周的孕妇在做B超时，意外发现腹中的男婴正在自慰，并且阴茎还有勃起。也就是说，把自己的身体当作娱乐的对象，其实是人类与生俱来的一个技能。

但也有研究者发现，在婴幼儿期自慰的孩子确实也有一些规律和共性。比如养成自慰习惯的婴幼儿中有70%都是女孩，会自慰的孩子通常都显示出智力和身体发育的良好，但同时运动量不足的特点。并且相当一部分的自慰行为，都是孩子在长时间独自无聊或者尿布被裹得太紧的情况下，无意中触碰到阴部得到快感，之后就开始频繁探索身体以刺激自己。

如果是一个成年人在自慰，人们会觉得那司空见惯，通过跟自己的身体做游戏来自娱自乐，这本身是无可厚非的。然而如果是一个孩子用同样的方式自娱自乐，却会被认为是生病了，家长们就恐慌地要带她去看医生，医生们则会给她们下一个医学病症的诊断。

这是很值得我们深思的现象。

自慰的心理机制

人的一生当中有三个阶段会对性产生深深的关切。第一阶段是1岁–2岁，表现为对粪便和生殖器的好奇，孩子们会花很多时间去关注这个部分；第二阶段是3岁–5岁，表现为对异性、爱情和婚姻的好奇，他们可能会模仿成年人结婚的样子，还可能会有自慰行为，这是心理发育的必经阶段；第三个阶段是青春期，表现为对外表和异性的高度关注，开始有性的冲动，也可能会有自慰行为。

值得关注的是第二个阶段，3岁–5岁孩子的自慰行为会随着投入科学知识和人际交往而慢慢消失。如果是相反的情况，即随着年岁的增长，自慰行为非但没有消失还越来越频繁，就需要引起家长的关注，孩子可能是遇到了一些情绪上的困扰，在尝试用持续自慰的行为帮助自己转移或化解。

心理学的观点认为，所有与性相关的行为和偏好，超过90%都是心理和关系的问题所致。也就是说，妞妞的夹腿综合症，表面上看来是她患病了，实质上更大的可能却是她在情感上缺少关注和陪伴。在心理咨询工作中，我不止一次发现人们频繁的自慰行为固然有娱乐排遣的特性，但很多时候也与内心和情感的空虚有很大的关系。当一个人渴望爱和陪伴却无法得到，并且还确信这样的愿望难以实现时，就会体验到极大的绝望感，进而萌发"我不好，所以没有人爱"和"我的需要很不应该"的自我认知。

没有人会喜欢这样的感觉，尤其是对于年幼的孩子来说。自我否定会让他们难以忍受，如果孩子无意间发现，自慰可以带来强烈的身体快感，并且那快感可以很大程度上冲淡内心的孤独和绝望，那么以后每当这种感觉来袭，都可能让她用自慰的方式来帮助自己。

当然还有一种比较极端的情况是，如果孩子遭受性的虐待，或者长时间处在精神紧张和恐惧情绪中，也有可能用自慰行为来缓解事件带给内心的冲击。

成年人之所以把孩子的问题定性为某某症，是因为那可以缓解自身的挫败和焦虑感，还可以把孩子的问题交给医学来解决，将帮助孩子的责任转嫁给医生。比如处在青春期的孩子如果没有表现出顺从，人们会说他是叛逆期，如果他表现得愤怒和太多攻击性，就可能被送进精神病院。

对于小孩子的自慰行为，父母们正确的做法是什么样的呢？

父母怎么办

首先是父母需要认识到，之所以需要重视孩子的自慰行为，并不是因为自慰有问题，自慰并不会对孩子的身体造成任何损伤，也不是什么不当的事情。只是当孩子年幼的时候，正是大脑高速发育，去认识和探索世界的关键时期，如果这个阶段孩子花费太多时间在探索身体的快感上，会影响他学习各种必要技能，提升生活能力的机会。错过了这样的关键期，对孩子来说是得不偿失的。

父母也不要轻易认为孩子有问题。不管孩子做出了什么样的行为，都一定有他内在的原因，要理解他的行为是在表达内心感受，而不是瞎胡闹。年龄越小的孩子，用语言表达自己的能力就越弱。无法准确地言语，再被剥夺用行为表达的权力，孩子就可能在其他地方寻找出口，发展出更加严重的问题。

其次，父母不要对孩子的行为反应太过激，比如对孩子进行恐吓、指责或惩罚，那可能让孩子误以为自己做了非常不好的事，进而更加焦虑。在发现孩子自慰之后，就是考验父母的性价值观的时刻。父母们需要建立正确的性价值观，要把性视作正常的生理部分，而不是把性赋予道德的评判，尤其是要能理解到，在小孩子的世界里，性快感和吃饭所带来的快感并没有不同，他们的性就是快乐本身，而没有成年人思想中的性欲、情欲等成分。所以父母要放下"孩子以后会学坏"这样的想法，而是尝试去了解孩子这个行为背后的心理和情绪原因。

再次，对于比较年幼的孩子，要先去观察和了解他，同时耐心地寻找原因，回顾和孩子的互动过程，在各种蛛丝马迹中探询他之所以自慰的可能性的原因。然后再在互动关系上做出调整。比如考虑增加高质量的相处时光，增加户外活动，增加身体运动的机会，等等。如果孩子已经超过2岁，有能力进行简单的言语对话，则可以尝试引导孩子来对话，询问他在做什么，是怎么想到的，他是什么样的感觉。还可以和孩子创造游戏的情境，让孩子通过角色扮演的方式，把他经验到的生活表演给父母看。借此了解孩子的内心到底发生了什么，以至于他要用自慰的方式来表达自己。对于年龄稍大一些的孩子，比如4岁-6岁的幼儿，要提醒孩子注意自慰时的卫生问题，尤其是注意自慰的私密性，让他们知道，这是要单独完成的事。

最后，父母要注意的是，婴幼儿玩弄生殖器的行为并不是自慰，那不过是孩子探索自己的身体的表现。在大部分情况下，无需做任何干预，随着孩子的进一步发展，当他们被更有趣的事物吸引了注意力，自然就会停止这样的行为。然而如果父母严词禁止，或表现出厌恶、责备、羞辱等态度，会对孩子造成一定的心理伤害，进而为成年后性心理和性行为的偏差埋下伏笔。

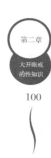
童年的性经历对人有伤害吗？

　　"云中梦"的童年在大院里度过，父母亲工作非常忙碌，为了安全，大部分时候都把她一个人关在家里。孤独的"云中梦"经常钻窗户出去和其他小朋友玩。一群人里有个年龄稍大的男孩，大家都称呼他大头哥哥，在"云中梦"的眼中，大头哥哥简直是最富有魅力的人，就像是她的偶像。大头哥哥常常在心情好的时候，带领大家一起玩过家家游戏。在那样的时刻，大头哥哥是爸爸，而妈妈通常都由"云中梦"扮演。

　　当时刚刚5岁的"云中梦"不喜欢当众脱光衣服做妈妈，但是又害怕如果拒绝，以后就不能再跟着大头哥哥一起玩，所以每次都乖乖就范了。让她印象最深刻的一次，是大头哥哥让"云中梦"和他一起钻进被窝里，然后"尿"到了她的肚子上。

　　到了成年以后，只要回想起小时候的性游戏画面，"云中梦"就会心里翻涌起一阵难受，因为她后来就明白了，自己肚子上黏糊糊的东西并不是尿液。

　　"云中梦"的问题是，她的这段性经历可以算作受到伤害吗？以及她是否需要接受心理咨询。

什么是伤害？

伤害有两种形式，一种是显性伤害，比如某件事情发生时，当事者感到明显的负性情绪，如愤怒、委屈、恐惧等，以后还会像回放电影一般想起当时的场景，继而感到情绪上的波动。当事者清晰地知道，在这件事上自己受到了伤害；还有一种是隐性伤害，当事情发生时，当事者没有感受到太多负性情绪，甚至认为事情很平常。但是多年后偶尔回想起当时的场景，总会感到隐隐的心理不适。与此同时，当事者会发现，生活里总有一些混乱的自己无法主控的部分存在。

后一种伤害带给人们的影响，是更加深远的。因为它往往都发生在人们年龄较小的时候。一些伤害性的事件，发生时人的年龄越小，它所带来的伤害就越大。因为人们对自身和世界的认知越丰富，语言表达能力越强，对情绪的消化和承受能力也就越强，那么伤害性事件所带来的心理伤害就越小，反之伤害就会越大。

理解了这个原理，我们就能知道，同样都是很有伤害性的事件，发生在1岁、5岁、9岁或15岁，意义都是很不同的，给人们的心理发展带来的影响也不同。

伤害性的事件发生时，势必会带给人许多情绪感受，如果这些情绪感受可以经由语言表达出来，或者是自己能够分析和理解事情的原委，它们就不会潴留在身体里变成长久的情绪压力。换句话说，当人的心理发展和认知能力更成熟完整，对于发生在自己身上的事情具备一定的分析和消化能力，那么经过一段时间的自我调整，事情带来的心理压力就能够逐渐消融淡化。可是如果情况相反，事情发生时人们年龄还很小，无法完整理解自己的身上到底发生了什么事，以及为什么会发生这样的事，更没有人去帮助他们——安抚情绪、解释原委等——人们就可能长久地陷入到对事情的困惑不解中，同时也将因为缺乏自我调整的能力，而使自己更难走出事件的影响，并波及到以后的生活。

正是因为伤害性事件带给人们许多情绪和心理上的痛苦，才有人幻想通过催眠忘掉某个人或某段经历，国外也有科学家在研制帮人们扔掉不想要的记忆的药水。但我想说的是，那不会是人类的福音，而更多是一种损失，不知道未来会否成为灾难。

因为所有停留在我们记忆里的人、事、物、情，都不会毫无意义。

换言之，大脑不会花费宝贵的神经元去记忆那些没用的东西。对于人的整个生命长河来说，值得耗费空间去主动记忆的内容——技能、知识、经验等——已经很多很多，所以那些被动记忆的内容都是极其宝贵的，它们一定都是大脑认为极其精华的部分，往往都潜藏着关于人自身的重要讯息——那些关于我们是谁、为什么在这里、想要去往哪里的讯息。如果人类损失了这个部分，完全依靠条件反射生活，那无异于人类进化的倒退。

说到这里，可能读者已经意识到，我认为"云中梦"在5岁时的性经历，可以归到隐性伤害的范畴。简单来说，如果那段经历对她没有任何影响，她就不需要耗费空间去记忆这件事，也就不会偶尔想起来，并感到"心里翻涌着难受"了。

性游戏不是性欲

我在前面章节中有谈到，人的一生有三个对性极其好奇的阶段。第一阶段是1岁-2岁，第二阶段是3岁-5岁，最后就是青春期了。在3岁-5岁时，孩童会意识到性别差异，感受到初步的性萌动。在这个阶段，孩子们会表现得更喜欢异性父母，幻想和异性父母结婚，甚至有些孩子会"爱"上了幼儿园的某个小朋友，还模仿成年人老公老婆地称呼。

但孩子们只不过是在游戏，而非真的想要谈恋爱和结婚。

有国外的心理学家在其著作中谈到，他四岁的儿子非常喜欢蝙蝠侠，央求他出差回来时带一件蝙蝠侠衣服。但是当父亲费尽心思终于买到蝙蝠侠衣服带回家，儿子穿上后对着镜子一看，却被吓得愣住了。因为，那个蝙蝠侠衣服实在太逼真，小家伙大哭着要求快点把衣服收起来，然后他找来妈妈的旧裙子围在身上，假装自己就是蝙蝠侠，开心地到一边玩耍去了。我国的寓言《叶公好龙》里也谈到类似的故事，"是叶公非好龙也，好夫似龙而非龙者也"，意思是说，叶公并不是真的喜欢龙，他只是喜欢那些像龙的东西而不是龙。

正如这两个小故事中揭示的那样，孩子们只是在幻想中学习和体验，而非真的希望发生那一切。这种幻想中的假装模式，对孩子们内在自我的发展和成熟非常有帮助。他们将在幻想过程中，练习自我觉察和自我理解的基本能力，比如认识表面和实质的差异（表面上我是蝙蝠侠，实质上我是我自己），发展对事物的多元观点和视角（真正的龙很凶残，想象中的龙很吉祥）等。所以当孩子们在表达和谈论性欲时，他们只是象征性地幻想自己的性（认识自己和异性，以及尝试了解两性关系），而不是真的想要发生性爱，哪怕他们在自慰的时候，也和真正的性爱毫无关系。如果幻想中的性爱在现实中发生，就会让他们体验到伤害，就像蝙蝠侠和叶公好龙故事里的主人公们所体验到的那样。

强迫性重复

"云中梦"没有在邮件里详细描述事情发生的过程，以及当时的心理活动。以我的经验来看，她当时的内心体验可能不只是不喜欢当众脱光衣服那么单一，还可能有着更加丰富的感受。也许在她的内心里，一度也是渴望和大头哥哥更亲近，因为毕竟他是当时她心目中的偶像。只是她想要的亲近并不是当众和大头哥哥躺在一起，更不是让大头哥哥"尿"在自己的肚子上。那样的发生，势必会带给她一些用语言难以表达的复杂的情绪感受，比如混合着羞耻、紧张、兴奋、恐惧等等难以分得清但都是非常强烈的情绪体验。

事实上所有在童年经历过强烈性刺激的人，在成年后都或多或少会遭遇与性相关的困扰（尤其是这段经历还被清晰记忆）。因为，如果没有及时地被干预，那些性刺激带给幼小儿童的情绪和心理的影响，是难以被彻底消融的。那么带着这些影响长大的人，很大可能会不由自主地要去重复儿时的行为和感觉，以"帮助"小时候的自己免于经受那一切。即心理学所说的"强迫性重复"，人们可能会无意识地重复儿时经验过的模式。就像是人的内心一直有个呼声：我要改变那一切！所以要想办法再创造一个那样的情境，然后好有机会用不同的方式去应对。如果可以成功地用不同的方式去应对，人们就能重新体验到对生活的可控感，进而找到对自己的好感觉。

一个非常遗憾的事实是，已经发生的事永远都无法被改写。并且，人们在努力改写往事时，所使用的经常都是过去一再被证实是无效的方法。和"云中梦"有类似经历的人，很可能在遇到喜欢的男性后，一再在对方面前表现出顺服的态度，以期引起对方的喜爱，甚至还可能做出诱惑性的姿态，然后等对方向自己提出性要求时，期望自己能够直接而勇敢地亮出拒绝的态度，并为自己能成功拒绝男人的性邀请而得到自尊感和力量感。当然，游戏规则不一定每次都能以她的自由意志为转移。那些不能成功拒绝的性，又可能给"云中梦"带来二度的心理和情感伤害。

不过值得一提的是，如果当事人记忆中的性游戏，只是小男孩和小女孩由于好奇心，而互相探索身体结构的差异，过程中并没有强烈的情欲和性意味，这种情况可能又会好很多。

心理咨询是可选项

那么，"云中梦"是否需要去做心理咨询呢？

有很多人都发微博私信或者邮件询问我类似的问题，一般都是先讲述自己生活中遇到的困扰，然后再问我这个情况有没有到了要做心理咨询的地步。

当人们这样问我时，也许会期待我回答：你没问题，一切都很好。就像因受伤而感到脆弱无力的孩子，期待听到母亲温柔而坚定的安抚，好让自己可以迅速地平静下来。还有另一个可能的情况是，人们总不愿意自己被认为存在心理问题。似乎那样的定义，会让他感到很大的羞愧和不安。

但遗憾的是，我无法按照他们希望的那样回答。

我认为所有在某个瞬间曾经冒出"我要不要去找心理咨询师聊聊"这个想法的人，都有必要走进咨询室探索自己的内心。因为那些表面看来不值一提的苦恼，内在里都可能蕴含着复杂的心理动因，常常直接关联生活的困境和关系的痛苦。

等到有一天，你准备好的时候，你终究会发现，在第一次冒出这个想法时，其实就是你最需要帮助的时刻。并且，如果那个时刻你真的走进了咨询室，该多好啊！

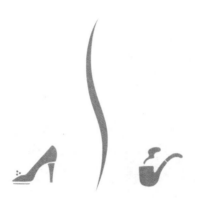

第三章

嘘!
男人的
性隐私

震惊：男人也渴望生孩子！

在围产妈妈论坛上，不时有孕妈妈发帖称自己的丈夫也在孕吐。

有人写道："从知道我怀孕开始，老公就时常孕吐，是不是男人也有感觉呢？我反胃恶心，他好像比我还恶心。更夸张的是，这几天他和我一起便秘。"还有人说："我家宝爸是烧心型的，刚开始他一直担心我是不是宫外孕，现在又担心我会不会流产。还日日夜夜担心孩子出生后是否正常，他紧张得让我汗颜，因为我都没有想过那些。他现在连早晨刷牙都会恶心，挑食，吃饭口味也变了。姐妹们，他这样是不是有些过了？"

妻子怀孕后，男人也开始妊娠反应的新闻，并不会太让人惊讶。比如国外还有男人在妻子怀孕后，由于自身孕吐和背痛太严重而休假的报道。有研究者在1965年就发表过关于"拟娩综合症"的论文，即男性在妻子怀孕后，出现的诸如晨吐、腹部绞痛、体重增加、甚至腹部隆起等症状，这些症状大约出现在妻子怀孕的三个月左右，直至孩子出生之后才会结束，有些人的症状还会持续更长时间。并且，那些深入参与妻子的怀孕过程，曾经参加产前培训班的准爸爸，更容易在生理上体验到妊娠反应。

有观点认为，会得上"拟娩综合症"的男人，都是因为他们深爱着自己的妻子，比较有同理心，他们对即将出生的孩子有着殷切的期盼，也会设身处地站在妻子的角度思考和感受。

但这只是现代人的美好想象罢了。事实真相是，男人代替妻子妊娠，像妻子一样孕吐、分娩、疼痛、卧床坐月子、接受亲友道贺等，在很久很久以前，曾经是一项被固定下来的制度，即"产翁制"。

什么是产翁制？

顾名思义，"产翁制"，即男性生产孩子的制度。具体来说就是，当女人在生产时，她的丈夫要穿上产妇衣服，躺在妻子的旁边疼痛和流汗，翻来覆去发出痛苦的声音，假装自己也在经历整个分娩的过程，直至孩子娩出。等孩子出生之后，女人只休息三天就要起床正常劳作，劳作的内容包括给丈夫准备月子餐，因为接下来丈夫要代替她开始40天的月子生活。丈夫穿着产妇服饰，抱着孩子躺在床上接受亲友道贺，而亲友们也真的是向这个男人道喜而不是向他的妻子，就像刚刚生完孩子的果真是这个男人。

说起来画风是有些滑稽，让人有一种雀占鸠巢的感觉。但是在人类的历史上，这种从原始社会流传下来的遗俗，并不是一种个别的小区域现象。在世界上的很多地方，都曾经出现并长期保留这样的现象。比如我国的壮族、傣族、藏族等，法国和西班牙交界的巴斯克人，以及印度南部的丈夫陪产习俗，也是"产翁制"的变体。

写到这里我不禁想起很久之前看过的一则新闻。据2005年的《信息时报》报道，在吉林省的一个村子里，有人在山上抓了一只野公鸡和四只野母鸡。有一天，公鸡强行把母鸡们赶出窝，开始了自己孵蛋的生活。当记者去到村民家里看时，发现公鸡正在窝里用心"工作"，而四只母鸡则围着公鸡转圈，还时不时停下来偷偷看向公鸡。它们似乎对公

鸡的做法感到不解和气愤，就像公鸡抢了它们的专利。

连被抢了生育特权的母鸡都那么愤怒和不解，可想而知，那些给假产丈夫做月子餐的真产妇们，可能也是差不多的感受。但那并不影响这项制度的生根发芽和长期流传。因为这是人类社会从母系氏族向父系氏族转变的产物。

产翁制的起源

在很久很久以前的远古时期，人类社会还是母系氏族公社的时候，女人是社会生活的主宰。她们不但控制着大部分生产资料，还因为具有生儿育女的能力而得到族人的爱戴，甚至她们的特权有相当一部分都源于这个生育的能力，因为她可以用子宫为自己创造大家族，正所谓人多势众。

后来，随着生产力的发达，男人们拥有越来越多的财富，地位日益提升，他们渐渐地不满足"只知其母、不知其父"的现状，也无法接受社会的控制权和管理权依然放在女人手里。在掀起其他一系列改革狂潮的同时，男人们也发明了"产翁制"，以此来昭告天下："现在我也能生孩子，所以这个孩子属于我"。

既然男人可以生孩子了，那么按父系来排位亲属关系就是顺理成章的事。

当"产翁制"被发明之前，估计男人羡慕女人的子宫已经很久了。他们多么渴望自己也能有妊娠反应，多么渴望自己也可以大肚子，多么渴望也能感受到生孩子的阵痛啊。在他们的想象里，只要自己的身体能像女人那样有反应，就可以为自己创造一个大家族，进而享受做为统治者的权力和威望。

渴望的强度太大，日子持续得又久，他们就可能产生假孕反应，即明明没有怀孕，但是却产生了呕吐、食欲不振等类似妊娠的反应。比如常有新闻报道，多年不孕不育的女性忽然月经停止，肚子也大起来，出现各种妊娠反应，可是到医院照B超，只能看到胀大的子宫，子宫里却没有胎儿。她们的假孕反应，与男人们在妻子怀孕时出现的妊娠反应，是如出一辙的。

我们无法回到原始社会，看不到当时的男人们是否有假孕反应，但是基于人类集体潜意识的无形影响，再考虑到参加产前培训班的男人更容易产生妊娠反应的现象，我们不难想象，在父权社会之前，男人的妊娠反应可能是普遍的现象。

生育的破坏力

"产翁制"是人类早期社会的遗俗，虽然目前对现代人仍有影响，但在人类社会不断发展和进化之下，男人们也逐渐能感受到许多内在的力量，他们在社会生活中的位置越来越稳固，早已不再需要用压迫和剥夺女性权力的方式来找回自己的安全感。所以现代男人的妊娠反应，一方面有"产翁制"的集体潜意识影响，另一方面，也有其他的潜意识原因。

比如有些男人的妊娠反应，很可能是要用自己身体的不适感，来引起妻子和家人的关注，以缓解孩子即将降生给自己带来的心理压力；还比如那位担心妻子宫外孕和流产的丈夫，很可能潜意识里希望妻子宫外孕和流产，因为这样他就可以不用太早承担父亲的责任，也可以避免孩子夺走妻子的时间和爱。但是，这样的愿望非但别人无法接受，恐怕连他自己也很难面对，毕竟没有人愿意被评价为自私自利。为了免受内疚困扰，这位准爸爸就启动反向形成机制，开始过度担心妻子会不会宫外孕和流产。

人的潜意识之复杂赤裸，是大多数人不愿意面对自己的根本原因。因为，潜意识和头脑的想法经常会背道而驰。

对于人的一生来说，怀孕生育本来就属于重大人生事件之一。在这样特殊的生活阶段，怀孕经常引发人们对自己母亲的复杂情感，也可能回想起自己幼年的创伤体验，进而在心理和情感上出现强烈的波动，就像退回到了小孩子的状态，对生活有很多的焦虑和不安全感，也容易感到愤怒和害怕。

妻子怀孕时的出轨行为，可能是用来转移自己内心里无法处理的情绪，但这必然给伴侣关系带来毁灭性的打击。而比较安全的做法是，让自己出现各种妊娠反应，用身体的不适来冲抵内心里的焦虑情绪。

此外，孩子的出生，将永久性打破伴侣们的一对一关系。对于有些性格敏感的男性来说，这样的过程无异于重新经历小时候弟弟妹妹出生时，父母的注意力被瓜分所带来的痛苦。孩子出生以后，妻子可能无法再像二人世界那样，给丈夫所有的关注，这对于准爸爸可以算是一种丧失。为了避免幻想中的"被抛弃"，男人们会无意识地让自己变得虚弱——妊娠反应——以唤起妻子（妈妈）的注意，保住自己的首要地位。

一些建议

伴侣们在备孕和怀孕期间，要就怀孕事件进行反复、深入、长时间的沟通和讨论。谈谈彼此对怀孕的心理感受，在怀孕期间和孩子出生之后，对彼此有什么样的期待；孩子出生后对于生活事务的安排，两个人将如何共同协作抚育孩子，尤其需要讨论这个过程是否给任何一方带来困难和压力，以及由于怀孕而让滚床单有些不方便，这件事两个人是什么样的感受，等等。

有些伴侣会在怀孕后选择分居或异地，但是从心理发展的角度来说，无论伴侣们的理由是为了让老人帮忙照顾孕妇，还是为了更好的工作和赚钱机会，这样的做法，都为未来的亲子关系和伴侣关系埋下不可控的隐患。因为，在怀孕生育这么重大的生活事件里，无论是丈夫还是妻子，都非常需要对方的陪伴。有很多因为怀孕生育而带来的情绪和心理压力，都需要两个人一起去面对。这个时候的人为分离，是非常不可取的。

伴侣们需要明白，生活里的任何安排，都是有选择的。当你选择不将婚姻关系放在第一位，那就意味着你同意把婚姻关系放在一个没有保护的状态，允许离婚的可能出现在你们的生活中。

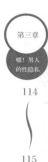

体位偏好反映感情状态和性格特点

2015年，一部叫做《权力的游戏》的英剧风靡一时，其中有段剧情的设计是龙女和马王在滚床单。由于语言不通，文化也很不同，两个人几乎没有什么交流——没有语言、眼神和表情的连接——马王向来让龙女趴在床上，在她的背后进入嘿咻嘿咻，完事就起身走人。

不得不说这部剧的制作人真的很有功底，因为性学研究者早就有结论出来，人类最早的滚床单姿势就是和动物一样的后进位。在原始社会，当女人们有性欲时，就会弯腰扭臀，邀请男人从后面进入。而马王的部落，在剧中的设定就是非常原始的社会结构。

然而龙女决心要改变这一切，她用心学习了马王部落的语言。有一天，当马王再次让她趴下时，她忽然翻过身来，看着马王说：我不喜欢你从后面，我喜欢我们面对面。马王愣了一下，似乎没有想到会发生这样的事，但是他很快反应过来，和龙女抱在一起面对面滚起了床单。

制作人用这样微妙的体位变化，来向观众传递他们的感情正在升温的信号。

只有那些彼此相爱的人，在滚床单时才愿意更多地相互凝视和抚摸，把性做为情感交流的方式，而不仅仅是解决生理的需要。而面对面的滚床单，能让伴侣们的身体最大面积地接触，眼神和表情更便于交流，也更容易体验到深深的连接感。

体位与情感状态

不同的滚床单体位，除了可以反映伴侣们的关系阶段，还能一定程度上预示人们的个性特点和情感状态。

一对热恋中的伴侣刚刚开始滚床单时，通常是采用传统的男上女下体位。因为这样的体位需要男人更加主动，比较符合社会对男性的心理预期。人们会希望性关系的发起者是男性而非女性，这一方面可以让男人感觉到成功感，也能让女人因为自己做出符合社会规范（女人要保守）的行为，而对自己有更高的评价。其次，男上女下的体位可以让伴侣们的身体最大面积接触，这非常有利于他们表达爱意和温情；也能够让伴侣们的眼神和注意力更多集中在对方的脸上，能够避免大范围的赤裸相对而带来的尴尬和羞涩感。

可是如果伴侣们已经在一起很多年，男人却还是更喜欢男上女下体位的话，就能够从中看出他的性格特点。那预示着他个性内向敏感，性态度也趋向保守，在感情关系上忠诚可靠，但是会少一些轻松和情趣。他还可能表现得情感比较细腻，很关注伴侣的表情反应，愿意为了对方的感受而做出努力。同时，在情感关系中，他可能更倾向于做为主动控制的一方，也更希望对方给自己正面积极的反馈。

当伴侣们稳定地在一起生活了5年以上，两个人的关系更加亲密和信任，不再需要太多自我的伪装，彼此之间也更加熟悉和了解，那么必然会开始不满足于传统的男上女下滚床单体位。也就是说，如果一对伴侣在滚床单时，开始创造各种不同的体位，那意味着他们的关系已经开始进入平淡期，需要用性的方式寻找新鲜和刺激，给两个人的关系创造一些活力和激情。

那么在这个阶段，伴侣们就更容易从各种不同的体位偏好，发现男人的个性和心理特点。

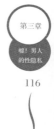

体位与男人的性格

有些男人会特别喜欢跪式后进位，就像《权力的游戏》里马王最初偏好的。对于男人来说，这是一种比较自我满足式的体位，因为那可以让他感受到自己的力量感，满足征服欲。这样的男人通常性格粗犷，个性外放，控制欲比较强，且可能对他人的感受缺乏共情。一方面女人很少能从这样的体位中获得快感，另一方面也容易在心理上感受到自己被物化，似乎她只是一个性对象，而不是爱的对象。所以如果一对伴侣长期只用这样的体位，可能会让两个人的情感关系变得疏远。

有些男人喜欢女上男下的体位。我曾经在某社区论坛看到有个男人发帖称，讨厌滚床单时不愿意女上位的伴侣，认为那样的女人太懒惰，只愿意享受而不喜欢付出。但是在我看来，过于贪恋男下位的男人，何尝不是在内心深处也渴望被伴侣照顾，喜欢更多享受呢？当然，还有可能是另一个方向——这样的男人更多关注伴侣的感受，希望让对方在滚床单时获得最大的快感，因为女人控制滚床单节奏的话，她将能更好地帮助自己享受滚床单。不过，从心理学角度来看，那些只喜欢男下位，尤其是在关系初期就只喜欢男下位的男人，更大的可能是他的性格比较被动，缺乏对生活的热情，在事业上也比较缺乏奋斗的动力。或者他渴望自己的女人内心强大，那可以让他有被驾驭的感觉，以驱散内心的不安全感。

还有一些男人喜欢模仿成人片里的体位，然后当他们的伴侣无法认同或配合时，就会有很大的受挫感。他们在青春期阶段大多没有经历对自我的探索过程——即心理学所说的"自我同一性"——因而对一切事物都充满好奇，却又不知道该如何去了解。大部分中国人的青春期都在学习考试的压力中度过，缺乏与同伴充分的人际交往，也缺乏足够的时间和空间去自我探索，这使得很多已经超过三十岁的中国人还是不知道自己喜欢什么，更无法说清楚自己到底是个什么样的人。我认为很多人际关系和职业选择方面的困扰，根源都是在这里。

如果一个人不知道自己是谁，就可能去模仿别人，思维和价值观也容易被社会潮流、权威、群体等裹挟而去，所以在当今的社会，强调成功和自我约束的教练技术横行，以价值观鲜明的意见领袖建立的社群大受欢迎，连没有什么好作品的演艺明星也能做到一呼百应。在这样的社会大环境下，如果有人热衷于模仿成人片的体位来构建自己的滚床单体验，也就不足为奇了。

沉睡的女性性意识

在下一章节女人的性秘密里，我不会谈论女人的滚床单体位偏好与个性特点之间的关系。因为大部分女人的性意识还没有来得及被开发，女人们被期待在卧室之内的姿态是被动等待和努力配合的。在人类世界，尤其是在中国的社会，无论男人还是女人自己，还是更多把女人定位为生育和性的载体。

这让女人们的性意识常常处在一个被压抑和封闭的状态，如果她们不能自由地对滚床单这件事提出自己的想法，那可能让她们连自己的偏好都还闹不太清楚，也就谈不上什么个性特点了。比如医患问答平台上的提问，标题是"性高潮缺乏怎么办？"，内容大约是"很难达到性高潮，总要两腿并拢的体位才行，但是老公很不喜欢这样。请问医生我该怎么治疗？"。

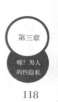

性高潮缺乏的原因，明明是丈夫不重视妻子的感受，不愿意帮助妻子享受性快感，可是妻子非但不责怪丈夫，还反而认为是自己生病了。在这种情况下，何谈女人的性体位和性格的关联呢？

如果有一天，女人们也可以被鼓励享受自己的身体和性欲，把得到性的愉悦等同于得到口腹的享乐，那么我们才能有机会来谈一谈，女人的体位偏好与内在个性之间的关系这个话题。

男人为什么总是那么猴急?

F小姐28岁,她2017年的新年愿望是找到适合结婚的男人,谈一场以结婚为目的的恋爱。什么是适合结婚的男人呢?可能不同的人就有不同的要求。对于F小姐来说,适合结婚的男人就是不要对滚床单太猴急。她交往过的男生并不太多,且大多是以相亲的形式认识。但是这些男人们总有一些共同点让她望而却步:约会没几次就开始各种性暗示,或者刚确定关系就提出同居的要求。

这让F小姐很没有安全感,觉得他们要么是只对滚床单感兴趣,要么就是一个性态度极不严谨的人,对于她来说,如果和这样的男人在一起,以后极有可能会被劈腿。那简直太可怕了!

F小姐的苦恼可能并不是个例,也许有不少择偶期的女性都曾遇到过类似的情况。那么,这些男人们是怎么了呢?他们真的是不适合结婚的人群吗?女孩子们又该怎么办呢?

性语境的男女差异

首先我要说的是,那些被F小姐认为不适合结婚的猴急男人,最后都没有打光棍,总有一些女人愿意接收他,且不管接收之后他们的生活过得怎么样。所以某种意义上来说，并非这样的男人不适合结婚，他只是不适合和F小姐结婚而已。

在大众的印象中，男人似乎就是比女人花心，在滚床单方面也比女人更随意，网络上到处都有控诉坏男人的帖子——我会在下个小节专门来谈论为什么坏男人那么多。

站在道德评判的角度来看，坏男人和坏女人的数量其实一样多（这可能和你的主观感受不一样）。最起码在恋爱关系的初期就急着滚床单的，不止是男人，有些女人也是一样。只不过，当男人看见自己的新女友猴急着滚床单时，他往往会解读为自己富有性魅力；而女人却会在同样的情境下，解读为那个男人不负责任和花心。从社会文化的倾向性来看，如果一个男人有很多性伴侣，他会被认为是成功的，有性魅力的；可是如果女人是同样的情况，却会被评价为私生活不检点，品德不好，而且很大可能在婚恋市场失去竞争力。

确实有一些男人通过征服女人的身体，来找到自己的存在感和价值感。但是，通过推倒男神或禁欲主义的男人，来确认自身魅力的女人也不少见。韩国电视剧《来自星星的你》之所以打动众多女性观众的芳心，除了巧妙的故事设计和精良的剧集制作，男主人公的角色设定才是制胜法宝——把禁欲400年的有钱帅男人一朝破功，是所有女人的梦想，因为那最能证明她的性吸引力。

只是由于社会文化对男女两性的不同期待，男人们更大可能把幻想变成现实，而女人却更多停留在幻想里。社会对男人的性行为的宽容，确实让他们发起更多短期的性关系。但这份宽容，却把他们推到深不见底的心灵泥潭里。

循环的空洞感

虽然社会默许男人的性特权，但是在"一夫一妻制"下，只有一部分男人会行使这个特权，而他们有着一些共通的心理特点。

首先，他们更多把女人视为性的对象，而非有着鲜活丰富内涵的个体，所以和女性在一起时，会倾向于忽视她们的情感和心理需要，也只有这样，才能让他们做到上半身和下半身分开，反复发起短暂的性关系；其次，他们不了解自己，不知道自己真正的需要，而只是简单地认为自己需要金钱、权力和性。一个不知道自己想要什么的人，其实也没有能力去了解别人的需要，这导致他们没有兴趣建立稳定长期的关系；最后，他们无法通过对生活的创造，和自身的存在而体验到爱、价值和意义，这让他们的内心经常处在孤独和空洞感里。在慌乱茫然之中，本能地想要通过滚床单来填补自己。

但是，陌生的身体所带来的亲密和连接感，只能维持很短的时间，他们很快又会跌入孤独和空洞感里。为了堵上这个心灵的洞，就只好（无奈地）进入下一个循环，就像下面这个图示所呈现的那样：

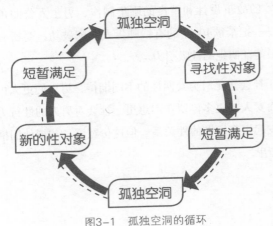

图3-1　孤独空洞的循环

新的性伴侣不会自己跑过来，而是需要人们花时间和精力去寻找。同样的五个小时，不同的人会把它用在不同的地方。当别人把这些时间用于自己的兴趣、工作或情感关系时，另外一些人却只能自动化地用来发展新的性伴侣。并且后者心里很清楚，自己正在把时间浪费在并不真正快乐的事情上，却又很难让自己停下来。

这会带给人们糟糕的自我感觉，对生活产生无意义感，也难以信任两性关系。虽然表面看来，他们过得风流快活。

和内心空洞的男人不同的是，另一些男人的本意是发展严肃的恋爱关系，却会让女人感到很不安全，误以为他很花心。因为他们经常在双方还没有准备好的时候，就迅雷不及掩耳之势地把床单给滚了。这个群体的心理动因才是本节要讨论的部分。

猴急：消除陌生感

影视导演在拍摄爱情题材的影片时，经常会先拍床戏或吻戏，然后才拍摄相遇、相识、相知的场景。因为这样可以帮助演员们减少尴尬和忸怩，迅速进入热恋的情侣状态，以便加快拍摄进程。即便是最专业的演员，心里也明知道是在拍戏，可是面对陌生的异性演员，也依然会需要经历适应和自我调整的过程，就不用说普通男女初相遇的情绪压力了。

在恋爱关系初期，人们总是想给对方留下好印象，这一方面有助于恋爱关系的发展，另一方面也是人们自我形象的需要——每个人都渴望被喜欢和被接纳，因为这可以提升自尊感和自信心。那么要达到这两个目标，就需要人们在与新恋人相处时，时常斟酌自己的行为举止，免得破坏了脆弱的爱情小幼苗。

但是没有人真的完美，人们对自己的弱点尤其熟悉，所以人们在关系初期容易显得拘谨和紧张——放松了就担心"原形毕露"。那可不是令人舒适的感觉，更要命的是，只要两个人的关系一天不深入，这种拘谨和紧张就得多承受一天。

为了消除这种陌生感，以便不要继续"扮演"自己，而能够放松地呈现自己完整的样子，有些人就会希望尽早滚床单。有了性的接触，起码在感觉上，就意味着两个人的关系有了实质性的发展，是彻底确定下来了。此时再呈现自己的不甚完美，就不至于太过害怕对方掉头离去。

不过通常来说，循序渐进的关系发展才最符合人的心理预期，因为可以给人带来安全感和信任感。

猴急：对未知的焦虑

从心理学的角度来看，一段恋爱关系的建立，如果曾经历过如下阶段，确实会让关系更加稳定：

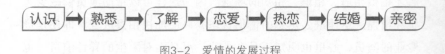

认识 ➡ 熟悉 ➡ 了解 ➡ 恋爱 ➡ 热恋 ➡ 结婚 ➡ 亲密

图3-2　爱情的发展过程

然而爱情电影的主人公们，却只要经历"认识—热恋—结婚"三个阶段，王子和公主就"幸福快乐地在一起"了。这固然有剧集制作者对收视率的考量，但更重要的原因是，那比较符合观众对爱情的幻想——只要浪漫美好，不要普通庸常；只要温馨甜蜜，不要焦虑慌张。

因为一对男女在认识之后，在通往"熟悉—了解—恋爱"的三个阶段最难熬。彼时的人们常常萦绕如下问题：他是适合结婚的人吗？他怎

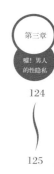

么看待我？他喜欢我吗？他能有多少钱？他会喜欢我的身体吗？我喜欢他吗？我妈喜欢他吗？我的感觉是爱情吗？我们合适吗？我们会成为情侣吗？我们会结婚吗？现在付出的时间、情感和金钱，在未来能有"回报"吗？

在关系建立之初，不确定性充斥着人们的内心。心情忽上忽下，想法忽左忽右，对方不经意的小动作就能让人翻腾半天。这种状态其实还是蛮焦虑的，有些人能享受这个过程，抱着试试看的心态走一步看一步；可是另外一些人却会抓耳挠腮，难以自处，恨不得立刻就结束这个阶段。

后者通常会怎么做呢？

1）直接滚床单；2）直接走掉；

选项2就不多说，我们来理一理直接滚床单的人在想什么。对于他们来说，两个人虽然认识不久，并不确定对方的想法，但是为了早些结束未知的焦虑，哪怕冒着被拒绝的风险，也要尝试发出滚床单的邀请。他们的想法是，如果对方不喜欢（很大可能），能得到清晰的回复，能让他有一种尘埃落定的感觉——要么放弃，要么变换追求策略——免得继续做无用功，承受太多心理上的焦虑。

如果对方恰好也有意，他们就能跳过"熟悉—了解"，直接进入恋爱阶段。和对方赤裸相见的一刻，他们就会在心里吁一口气：现在，我可以从焦虑情绪里清醒过来，找找我的真实感觉了。

猴急的后果

在猴急着滚床单的过程中，人们把大部分心思都用在如何"搞定"

对方，或如何确认自己的感觉上，所以通常也无法看见对方的真实存在，而更多停留在自己的幻想里。换言之，当一个人滚床单的目的是找到关系的确定感和消除陌生感，就意味着他的注意力都用在对抗恐惧和焦虑情绪，而没有空间和余力去了解对方，自然也很难建立真正的亲密感。

所以，那些猴急地发起滚床单的男人，有时会很快发现，自己并不真的喜欢那个人。此时人们会进入两难的处境：继续恋爱？并不喜欢对方；提出分手？会被对方冠以玩弄感情的罪名——大部分人都会选择分手，毕竟爱情没法假装。另一种情况是滚床单之后，对关系的焦虑情绪被消除，人们不再努力展示自己美好的一面，前后的落差比较大，让他们的恋人感受到被欺骗，然后陷入感情危机里——因为爱情并未被培养起来，就算滚了床单，关系也还是很脆弱的。

猴急：爱的乏力

从社会评判的角度来看，这些猴急的男人在滚床单上显得任性和随意，也缺乏为自身行为负责任的能力。有时候明明已经伤害了别人，却一副理直气壮的样子，各种说辞为自己辩护。但是如果进到他们的内心世界，我们可能又会看见另外一幅图景。

就像那句经典的名言"世界上没有无缘无故的爱，也没有无缘无故的恨"一样，人的任何行为和选择也从来不会无缘无故。

人们之所以在恋爱初期猴急着滚床单，其实反映了他们对爱的渴望之深。只不过，他们同时却没有能力去建立爱和被爱的关系，更缺乏爱和被爱的经验。那种亲密、稳定、互相依赖的心理感受，对他们来说是非常陌生的。他们大多在生命的初期遭受过一些心理创伤，却始终都没有机会被疗愈。所以来到两性关系里，这种创伤的体验就变得很难被掩藏，极易被激惹。

如果一个人对爱感到乏力，就可能会把注意力转向滚床单。因为在他们的潜意识里，和别人滚床单的某个瞬间，能够体验到类似亲密连接的感觉，一种近似于婴儿被母亲赤裸着包裹在怀里的感觉，而不是两个成年人亲密性爱的感觉。对于他们来说，性不是生理性的，而是心理性的。当他的身体被包纳的时候，也同时觉得自己整个人有了一个安放的空间。当身体与他人有连接时，也能感到情感上有了一点微弱的连接。那个连接感，并不是来自性的对象，而是来自幻想中亲密、包容、有爱的某个形象。

所以有一些人，明明对滚床单毫无兴趣——性冷淡——却热衷于寻找一夜情。

女人怎么办

首先要说的是，男人们短期内都不太会改变自己的猴急。一方面是社会文化对他们行为的包容和鼓励，另一方面是因为对于男人来说，面对自己的内心是非常困难的。那么如果他们就是这样的，女人们该怎么办呢？

F小姐们也许可以换个视角去看待猴急的男人。首先，就算再猴急，男人也不至于慌不择食，因为想要找个一夜情或者性工作者来解决生理问题，如今并不是难事。只有当他觉得你有一定的性吸引力，才会提出滚床单的邀请。所以你大可以把他的邀请理解为，他在肯定你的女性魅力，其实是值得高兴的事。其次，看完本文的分析，你大概也明白了这样的男人往往是很不自信的，需要用尽快滚床单的方式，去驱散内心里的不安全感。有了这样的认识基础，当你再做选择时，就不至于被表面的现象所迷惑，一味地把他定义为不负责任的坏男人，而是可以尝试着多去了解他。

当然，那是在你喜欢他，发自内心渴望与他一起的情况下。如果你本来也对他没什么兴趣，就不需要继续阅读后面的内容了。

该如何了解他呢？

也许你可以问问他，为什么想和你滚床单？他怎么看待你们的关系？为什么觉得你们到了可以滚床单的时候？他以前是不是经常在恋爱关系中这么着急？以前的女友们大多是怎么反应的？如果你不同意和他滚床单，他会怎么想像你，怎么看待你们的关系？如果你同意了，他又会是什么样的反应？等等，也许有很多让你想要了解的部分。

如果你抱着这样的好奇去和他交流，而没有做出他想象中的同意或不同意的即时反应，更没有立刻把他列入坏男人行列。他势必会发现，你和他以前交往过的女友都不一样。你对他充满好奇和关心，并且还没有对他的鲁莽行为表示反感，这也许可以帮助你们进入新的关系阶段。

我需要提醒你的是，这样的男人往往有很多不安全感，要和他缔结一段和谐稳定的爱情关系，可能并不是那么容易的事。但是好在，只要你们之间有爱情，无论多么困难的问题，就都有了共同面对和解决的基础。尤为重要的是，如果关系遇到了阻滞的时候，你们还有一起去见心理咨询师这样的选项。遇到真正爱的人并没有那么容易，如果遇到了，最值得去做的是用心经营关系，共同解决关系中的问题，让两个人可以携手同行。

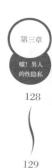

男人都很花心？只是刻板印象！

先来看两个故事。

G小姐帮男友洗衣服时，在他的衣服口袋里发现了一个安全套的空袋子，而他们两个人在滚床单时，是没有用过安全套的，因为G小姐一直在口服避孕药。她无法欺骗自己说，这是因为男友爱护环境，路见垃圾顺手拾起。当天晚上，男友亲口向她承认了出轨的事实。G小姐愤怒极了，她几乎无法继续听男友的解释，摔门跑进了黑夜里。一路上，想到过去三年自己为这段关系的投入，想到男友曾经承诺的爱情和婚姻，想到前一天他们还卿卿我我，又想到男友身上种种的毛病和缺点。G小姐觉得自己简直蠢到家了，竟然会梦想着和这样的男人共度一生。

随后的两个星期里，G小姐做了如下几件事：1.对着好朋友哭完整盒纸巾；2.打电话给大学时期的闺蜜倾诉；3.在社交媒体上发布自己痛苦的心情；4.写网络日记历数男友的种种"罪行"；5.去商场购物，狠狠地刷爆男友的信用卡。

另一个类似的故事，发生在代号为H的男人身上。

H先生的女友在出差时，把手机放在家里忘记带走。这本来也没什么，因为女友总是那么马大哈。可是这一次却有点不同寻常，因为大早上女友的手机就一直响，根本就没有要停下来的意思。H先生有一种莫名的不祥的预感。当手机第六次响起时，H先生终于去接听，结果他刚

"喂"了一声，对方就挂断了。H先生不得不去翻看女友的手机简讯记录，没错，女友确实和那个人有着超过友情的关系，并且已经不是一天两天了。

H先生感到非常痛苦，但是他什么也没有说。他开始经常留在办公室加班，忙完工作又继续流连在外面——咖啡馆、朋友家、酒吧——把自己弄得疲惫不堪之后，回到家里倒头就睡。除此之外他看起来和平时没有什么不同。

有一天，H先生的朋友发现他表情凝重，眉头紧皱，关切地问他是不是心情不好。H先生只是简单地回答说，最近和女朋友分手了，语气平淡得就像是在说他昨天刚刚买了一本新书。当朋友追问分手的原因，H先生终于有些绷不住，眼圈红了一下，但也只是狠狠地抽一口烟，苦笑着叹了口气。

这两个故事是不是让你有熟悉的感觉？在我们的生活里，很多女人失恋后都是像G小姐那样的表现，而H先生则是大部分男人在失恋后的标配形象。

情绪化的威力

如果H先生在女朋友劈腿后，不是选择疯狂工作和默默承受，而是到处找朋友哭诉，不断地晒自己受伤的心情，发帖子控诉前女友的劈腿，还疯狂地购买各种新衣服。人们可能会怎么对他呢？我猜，最大的可能是人们非但不同情他，还会嘲笑他太脆弱，像女人一样婆婆妈妈，或者干脆有人直接讽刺他是"娘炮"，这恐怕是对一个男人最大的贬低和否定了。

正是这样的原因，让我们听了太多关于花心男人的故事，却不常听到花心女人的故事。

通常情况下，当G小姐在控诉劈腿男友时，她的朋友可能温柔细语地安慰她，然后同仇敌忾地一起骂那个男人；而同样的情境下，H先生的朋友却可能喷着酒气，粗声粗气地说"大丈夫何患无妻"，或"旧的不去新的不来"。

G小姐和H先生的朋友们的不同反应，表面看来是因为性别差异——即老生常谈的男人共情能力弱，不善表达情感等。但真实的原因却是，G小姐和H先生不同的谈论失恋的方式。

当G小姐满含着愤怒、委屈和怨恨的情绪，一把鼻涕一把眼泪地哭诉，她那极富感染力的声音、语调、表情、身体语言，势必会勾起朋友们类似的情绪反应——如果朋友们恰好也曾为情所伤的话。两个充满情绪能量的人，更可能做的事就是一起责骂那些负心的男人，同仇敌忾般地结成"恨男人同盟"，借此拉近彼此的心理和情感距离，增强闺蜜间的友情。

而我们的H先生呢？他在向朋友谈论自己的失恋时，为了塑造坚强的硬汉形象，让自己尽量理智描述分手的事实，丝毫不涉及自己的情绪情感，也不谈论这件事给自己的影响，甚至还可能说起偶遇的美女如何向自己送秋波。他那淡然的表情，无所谓的语气，看起来非常平静超脱的状态，无形当中在向朋友传递一个信号：这不算什么事儿，我一切都很好，接下来还将更好。在这种情况下，他的朋友看不到、听不见、感受不到H先生的苦楚，当然也就只能说几句不疼不痒的话了事。

但是这样的不同，却给男人和女人的社会形象带来不同的影响。

强烈的情绪有着人们难以想象的推动力，当女人满头满脑都是对花心男人的愤怒和委屈，就要使用富有攻击性的词语来宣泄自己的情绪。在这个过程中，必然就会夸大花心男人的坏处，把本来不属于他的过错也要堆过去，因为只有这样才能让她感到心里好受一些。然而男人选择了压抑或隔离自己的情绪感受，再加上社会文化也不鼓励他们那样做。

说到这里，读者是否已经明白花心男人之所以那么多的原因呢？

花心不分性别

随着女性社会地位的日益提高，她们对婚姻和爱情的期待值也越来越高，对自我的需要也越来越清晰，更重要的是，女性的花心成本已经不像过去那么高，那意味着花心女人只会越来越多，而不是越来越少。换言之，就人性的本质来说，虽然这世界上有很多花心的男人，但其实花心的女人也一样多。只不过花心男人常常被女人公开讨伐，而花心的女人却不会被这样对待。

正相反，男人非但不会公开控诉花心的女人，还常常把她们"藏"起来，甚至可以说是保护起来——保护她们就是保护男人自己——对于男人来说，去控诉花心女人对自己的伤害，某种程度上何尝不是在承认自己的无能和失败呢？而我们的社会，愿意接受甚至是鼓励一个女人展现她的脆弱和无助，却无法容忍男人以同样的形象示人。

所以男人都比较花心这样的说法，只是人们的错觉，或者说是一种社会的刻板印象。

刻板印象是社会心理学的一个专用名词，意思是说在日常生活中，人们对某个事物形成一种概括的固定的看法，而忽略个体的差异。比如当我们说男人都很花心时，就是一种刻板印象，因为这世界上其实有很多对感情专一忠诚的男人。

按照一般规律来说，G小姐和H先生的故事会如何发展呢？

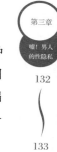

在人们的想象里，G小姐将是那个迟迟不能从失恋里走出来，各种痴情和自我折磨的人；而H先生呢，很可能过几天就会开始新恋情。因为看起来前者真的痛不欲生，似乎男朋友的离开让她整个人生都崩塌了，而后者却冷漠平静得像是什么事都没有发生，就像他从未爱过那个女朋友。

但这一切不过是人们的想象，实际情况却远不是这样。

男人更专情

一般情况下，故事的发展会是这样的。

G小姐经过两个星期的疯狂发泄，终于感觉心情好多了，她逐渐恢复了从前的生活秩序，同时也注意到，公司里新来的一个男同事看起来还不错。她可能会在半年后再次坠入爱河，虽然偶尔想起前男友，心里还是不太舒服，但随着新恋情的展开，她开始觉得那次分手是利大于弊。

而我们的H先生呢？他长时间（6~24个月）地沉浸在失恋的痛苦里，为了不要想起过去的事，不得不关掉社交网站，避免和从前的朋友们联系。到了晚上和周末，H先生要么呼朋引伴去酒吧坐坐，要么疯狂地投入工作。总之就是尽量避免一个人呆着。并且，虽然有个不错的女孩子一直献殷勤，H先生却觉得提不起兴趣来。

这并不是我杜撰的故事，而是社会学家经过大量的调查研究之后的发现。在我的工作中，确实经常遇到因失恋而前来求助的男性，他们无一例外地深陷痛苦，久久不能开始新的爱情关系。

究其原因，这和他们面对失恋的方式有很大关系。女人们无所顾忌地发泄情绪，可以帮助她们尽快从失恋里走出来——那些被语言疏泄的悲伤和愤怒，慢慢地都会变成心理的力量，让她们体认自己的感觉，也让那些感觉成为过去。而男人们的方式是压抑、隔离和逃避，这种方式表面看来显得平静和理性，但是对心理健康的损害却非常大，那些悲伤的、受挫的、丧失的感受长久地在身体里潴留，让他们更难从失恋的痛苦里走出来。

那么问题就来了，女人对男人有那么大的误解，为什么男人们却不站出来为自己辩解呢？

"花心"男人的获益

我们的社会鼓励男人花心，起码是倾向于认为花心的男人比较具有性魅力，他们将因此得到其他男性的赞赏和羡慕。相比较之下，女人们也更喜欢花心的男人，因为有恋爱经验的男人更懂得体贴女人的需要。在女人的幻想里，成为花心男人的最后一个女人，也是极具成就感的事，因为那可以证明她的魅力。所以人们会发现，那些被公认是花心的男人，反而在恋爱市场上更加抢手。

既然花心的名号让男人们有这么多获益，那又何必要否认呢？甚至有相当一部分男性，明明都没有谈过什么恋爱，却到处吹嘘自己的N任女朋友如何如何，绘声绘色地描述自己的风流艳史，刻意要给人留下花心的印象呢。

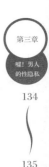

精液真的可以美容养颜吗?

　　小J很爱自己的丈夫，他们结婚刚满一年，正准备要个孩子。但是丈夫滚床单时有一个特别的癖好，让小J至今都没有能适应。每当滚床单的时候，丈夫喜欢到了快射精时，让小J用嘴巴接住，然后兴奋地看着她把精液吞下去。刚开始小J觉得很恶心，吞下精液后立刻连晚餐一起呕出来。

　　后来她慢慢习惯了，就不再呕吐，但是心里却一直隐隐地不安：都说精液很有营养，女人吃了美容养颜，但总是这样，会不会影响自己的身体健康呢？就像鸡蛋虽然也富含营养，但总生着吃也会被病菌侵袭的啊。

　　再说了，丈夫的这个爱好，会不会也是一种心理疾病呢？

精液的生物成分

　　就医学角度来说，小J的担心还是有根据的。

　　艾滋病的传播途径之一，就是体液传播，而精液就属于体液的一种。如果小J的丈夫患有病毒性的生殖疾病，那么小J就可能会被传染，即所谓"病从口入"。另外，男人在射精时，有10%来自附睾、输精管壶腹和尿道腺，30%来自前列腺，还有60%来自精囊。所以，当男人患有尿道炎或前列腺炎，吞下他的精液也会对健康不利。

总体来说，做为人体的一种分泌物，精液不过是性欢愉的副产品，除了可以让女人怀孕之外，再没有其他的什么作用。但是在民间，却一度流传着"精液富含营养，有美容和减肥功效"的说法。从科学的角度来看，这是毫无道理的。

精液里95%的成分是水，剩下的5%由精子、脂肪球、蛋白质、酵素、维生素、淀粉体、果糖、结晶体等构成。这些成分虽然对人体有益，可是一旦被排出体外，却根本无法溶解作用于皮肤。也就是说，哪怕女人真的把精液掺进蜂蜜或珍珠粉里敷脸，也只是一个心理安慰罢了。

所以，精液可以美容减肥的说法，只能从心理学的角度来寻找答案了。

生殖崇拜心理

在上万年男尊女卑的文化里，男人的形象一直被塑造得高大上，他们身上的一切都很金贵。比如古人曾经认为精子是男人身上的精华，有"一滴精，十滴血"的说法。既然如此，做为被男人塑造出来的女人，认同这个说法也很正常。当她们把男人的精液敷在自己脸上，殷殷地期望自己可以变得更美，也像是仰着头用倾慕和崇拜的眼神，渴望着对方能恩赐自己一些荣宠。

历史上的男人和女人之间，正是用各种各样思想的、行为的、心理的方式，逐步发展成一种稳固的控制与依附的关系形态。

当女人愿意吞下丈夫的精液，还把它做为美容圣品敷在脸上，那对于她们的丈夫来说，必将在心理上获得极大的满足。那种满足，就像小婴儿拉了一泡屎后，妈妈高兴地凑近去看看，同时呼吸一口说："嗯，味道很正常！"所带给婴儿的彻底被爱和被接纳的感觉——那确实很美妙——感知到妈妈是自己的一部分，妈妈为自己而存在，对小婴儿很重要，那将带给它无限的安全感和力量感。进而让它觉得自己是妈妈的天神，只要它发出一个指令，妈妈就会义无反顾为它做到。这种对小婴儿很重要的⋯⋯⋯⋯⋯会得到。那些从未被妈妈周到照顾的⋯⋯⋯⋯机会。

小⋯⋯⋯⋯液，就是想弥补婴儿时期的缺失。他⋯⋯⋯⋯可以随意支配你，而你也心甘情愿被⋯⋯⋯⋯无上的权力。有些成人影片着意呈现⋯⋯⋯⋯为部分男性观众营造类似的感觉。

然而，小婴⋯⋯⋯⋯样的义务，它来到这个世界上，就理⋯⋯⋯⋯在现代的婚姻关系里，做为成年人，⋯⋯⋯⋯心理满足，而罔顾妻子的感受和需要⋯⋯⋯⋯关系。

在婚姻关系里，⋯⋯⋯⋯关系模式。在小J的故事里，丈夫想⋯⋯⋯⋯感受她对自己全然的爱与接纳，同时也⋯⋯⋯⋯的关系从属和心理依附感。而小J也⋯⋯⋯⋯心里感觉很不安，担心自己的健康受到影响，也隐隐地质疑丈夫这样的喜好是不是有问题。

不过，在小J的来信里，我分明感到她不仅担心自己的健康，还隐含着对婚姻关系的质疑和不满，或许，多少还有些卑微的自我轻视和委屈感。但是由于种种原因，她无法确认自己的感受是否合理，所以需要一位心理学家来帮忙评估，似乎如果我同意她，认为她丈夫的需要确实不那么正当，她才有理由提出自己的异议。否则她就得继续忍耐下去。

一些建议

小J很需要询问自己，是否愿意每次滚床单都吞下丈夫的精液，以及在那样的时刻她内心的真实感受是什么，有没有影响她的性感受。然后去和丈夫谈一谈自己的真实感觉，把自己的担心说出来，再询问丈夫之所以希望她吞下精液，他的想法是什么样的，在他的心目中，如何看待小J和滚床单这件事。

在和丈夫沟通之前，小J可以先做做自己的心理建设，这将让她在沟通时更有底气，使沟通得到应有的效果。

有一个关于婚姻关系的真理是，平等和尊重是幸福稳定的基础，勉强自己去做并不喜欢的事，对婚姻关系是有负面影响的。因为当小J在关系里过度付出时，就容易对丈夫有过高的期待（这个逻辑是：我对你这么好，你就应该主动……），并且那个期待往往会高到无法被满足的程度。如此时间久了，就容易滋生愤怒、委屈、不满足甚至是怨恨，如果这些极具能量的情绪没有机会和空间被谈论，就会变成关系里隐藏着的不定时炸弹。

小J们的本意是想要用隐忍换取和谐稳定的关系，却不会想到未来有一天，她很可能会忍无可忍自己主动离开。或者相反，这种隐忍的态度让伴侣产生错觉，误以为她的包容度超出常人，然后变本加利提出更过分的要求，不断挑战她的忍耐底线。让他们的关系进入更加痛苦的境地。

　　理解到这些之后，当小J再去和丈夫沟通，她会懂得先让丈夫知道自己为何此时想谈论此事，那是为了爱他，为了他们的婚姻关系，也是为了让两个人能够和谐性福地在一起。此时来沟通这件事，可以避免在未来的某一天，她忍耐到底线时情绪大爆发，那个时候再来谈论这个问题，有可能已经来不及。

滚床单时很持久？可能是某些男人的噩梦！

当一个男人想要吹嘘自己的性能力时，通常会夸赞自己滚床单时可以很持久。作家余华在其小说《兄弟》里，描写了一个绰号"小马达"的男人李光头，暗喻他可以在滚床单时坚持很长时间不射精。对于男人来说，性能力几乎可以等同于魅力、成功和价值。所以滚床单时能够很持久，是大部分男人的梦想。

然而，幻想和现实的差别，有时候就像艺术照和生活照之间的距离。人还是那个人，却因为摄影方式和视觉角度的不同，可以给人天壤之别的感觉。

持久是一种病

虽然揭露不堪的现实会让人沮丧，但那些客观存在的事实真相，却不会因为我们对它的回避就自动消失。人们需要知道的是，那些可以做到滚床单一个小时不射精的男人，极有可能是射精困难症，而不是因为他性能力强。

男人们会发现，大量饮酒以后再滚床单时，更可能遭遇射精困难。这是因为酒精会抑制神经冲动，导致性感受和性反应的钝化。所以那些长期酗酒的人，更容易遭遇性功能障碍。有研究指出，5~10%的饮酒过量者会遭遇射精困难，如果一个人平均每天喝下超过250毫升烈性酒，连续2~5年后，就会完全导致阳痿，在这个群体里，高达50%的人即便戒酒数月或数年，也很难恢复正常的勃起。

当然，行为和心理是密不可分的。当一个人沉迷于酗酒时，往往是他的现实生活出现了难以应对的情形，以至于让他只能用酒精来麻痹自己，以求得片刻的轻松感。那其实是一种很无力的心理状态，而阳痿的症状，不过是这种无力的心理状态的躯体化而已。即，如果一个人无法用语言来表达自己的内心感觉，或者不愿意去面对自己的内心感觉，那些感觉就会以身体病症的方式来表达。只不过科学家们在做实证研究时，只是简单把酗酒和阳痿做了强相关的观察研究，却忽视了当事者的心理因素对阳痿症状的影响。在我看来，一个男人之所以会阳痿，内心的无力感比酗酒行为本身的影响更直接。

除了酒精之外，人们的性价值观、道德感、情绪状态、自我认知等心理性的因素，也同样会抑制人的性冲动，进而导致射精困难。这并不是耸人听闻的观点。随着心理学的普及，人们越来越能认识到，几乎所有的性功能障碍，都和心理因素密切相关。

心理因素是主因

网友"云裳梦衣"很苦恼。她和丈夫结婚2年了，感情挺好的，只是在滚床单方面一直都很尴尬。因为丈夫每次都需要很长时间才能射精，最少需要四十分钟，有时候甚至要近一个小时才能完成。"云裳梦衣"说，她能看得出来丈夫自己也很着急，想要尽快到达高潮好结束滚床单，然而大部分时候都是事与愿违。有时候他干脆就放弃了努力，很沮丧地趴在床上不说话。其实"云裳梦衣"也感觉很疲惫，毕竟她只需要十分钟就能达到高潮，通常她都是忍耐着配合丈夫。

"云裳梦衣"不懂心理学，但是她隐隐觉得这和丈夫的性格有很大关系。"云裳梦衣"的丈夫性格稳重，对任何事都严谨负责，也有轻微洁癖，喜欢生活安排和事务管理都有秩序地进行。也就是说，他有一些强迫性人格的倾向。这样的人经常都比较追求道德完美，哪怕是在独处时，都要保持自己的绅士风度。

我同意"云裳梦衣"的看法，因为完美主义倾向的强迫性人格，确实比较容易遭遇射精困难。

对"云裳梦衣"的丈夫来说，自尊感和自我控制密不可分。如果失去控制，就意味着生活有陷入混乱的危险，也让他恐惧于自我的弥散。可是，情到浓时和心爱之人在床单上耳鬓厮磨，就是会让人进入忘我状态，此时他会体验到强烈的性快感。但对于这样的人来说，如果任由自己去享乐，可能意味着堕落和放纵，有摧毁他几十年辛苦构建的道德完美形象的危险，更可能造成整个人生和自我的崩塌——当然是在幻想里。这样的矛盾心理，会直接导致他很难让自己达到性高潮。他的内在声音是：如果我能控制住自己的欲望，就能免于幻想中可怕灾难的发生。

会导致射精困难的心理因素还有很多。比如下意识地观察自己的滚床单表现，生怕自己某个不甚完美的动作，影响了性雄风和性魅力的展现；思想上认为性是不洁或罪恶的，这种思维的认知必然也会影响到身体和心理的反应；和伴侣的关系比较紧张，所以在滚床单时无法全情投入，那么无法射精也很正常（须注意这并不是常态性的）；年龄超过40岁的男人，由于身体机能的下降导致性敏感度的下降，有时候也会出现射精困难，因为他需要更多的刺激才能比较有感觉。此时容易让男人产生对衰老的恐慌，所以很多男人会需要找比自己年轻很多很多的女友，来找回一点年轻的感觉。

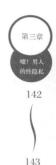

一些建议

如果不打算通过心理咨询的方式帮助自己，"云裳梦衣"的丈夫可以尝试如下方法：

规律的体育或身体运动。慢跑、游泳、瑜伽等不要太剧烈的运动都可以，在运动的时候要专心致志，把注意力放在肌肉和骨骼的感觉上。我曾经向很多人推荐"运动疗法"，无论是抑郁、焦虑还是执着于头脑的强迫性思考，如果能持续地专心于身体的运动，都能在半年左右看到明显的效果。

时常关注自己身体的感觉。无论行走坐卧，都可以停下几秒钟来询问自己的感受，先感受身体的感觉，衣服覆盖在皮肤的感觉，臀部在椅子上受到挤压的感觉，背部靠在沙发的感觉，眼镜在鼻梁上的感觉。在滚床单的时候，尤其是把全部的注意力都放在身体上，放空头脑和心里的想法，把全屋的灯都关掉，在黑暗中完全靠身体的感受来完成滚床单。

保持情绪上的平静安宁，尽量不要太焦虑。完美主义倾向的人很容易焦虑，而这种焦虑的情绪也容易抑制射精。平时多一些与伴侣进行情感交流，培养亲密和信任的关系，也能有助于滚床单时的放松和愉悦，减少射精焦虑。

滚床单之前，男人们也有害怕？

K先生今年28岁，在一家金融公司任职，在同龄人里，收入算是中等偏上。他在郊区有一套小两居，是父母帮忙付的首付，由他自己按揭还款。外表虽然不能算多么帅气，也还算五官端正。就是这样一个条件还不错的小伙子，谈了多次恋爱，却都没有能修成正果，并且，他坦承自己至今都是个处男。

通过和K先生的进一步交流，我发现他的几段恋爱关系都有共同的发展过程：刚开始互相都很喜欢对方，他也很热情地投入，可是只要两个人关系稳定下来，他就开始因为各种现实的不便因素，减少和女友的约会，最后慢慢地就会很久不见面，直至感情淡下来，以分手收场。

K先生不知道自己为什么会这样，明明很爱对方，对恋爱关系也很满意，却会逐渐的不再联系对方。

害怕滚床单？

一段时间的探索之后，K先生发现，只要和女友的关系发展顺利，他就会开始焦虑于两个人会不会要滚床单，什么时候在什么地方，他该如何不露声色地提出，如果提出时，该如何根据女友的反应调整自己。

脑海里反反复复想这些问题，让他觉得很焦虑。为了不要让自己感觉太有压力，他就会用转移注意力的方式来帮助自己，安排更多的工作，去外地旅行，或者接父母来住等等，让自己变得没有时间去见女友。然而在那样的阶段，女友们就会误以为他不再喜欢自己，都选择黯然离去。K先生承认，他选择的女朋友，大多都是那种自尊心极强，决不会死缠烂打的类型。

害怕和女友滚床单，这只是K先生结束恋爱关系的表面原因，做为心理咨询师，我更关注他为什么会害怕滚床单，那才是暗藏真正症结的地方。当然，这不会是K先生一个人才会遇到的困扰（虽然他的表现有些极端），大部分男人在和新女友滚床单之前，都会有一些隐隐的害怕，虽然那些害怕不见得能被他们知觉到。

那么，男人们会害怕些什么呢？

害怕表现不好

在滚床单之前，男人们会害怕自己表现不够好，不能满足到对方。

无论是恋爱阶段还是已婚很多年，滚床单的发起人大多都是男人——因为书上说男人喜欢追逐，也因为书上说女人喜欢被动——这个现象有生物本能的因素，但更多是后天的社会文化塑造。毕竟，没有女人喜欢被认为"很开放"。社会确实给了男人诸多在性方面的权力，但这些权力也同时给他们带来心理上的压力。

在和新女友首次滚床单时，男人面临的心理压力就更明显一些。既然要由男人来发起滚床单，他当然希望自己能做得漂漂亮亮，并且往往他的伴侣也会那样期待他。这就好比一个工作在立项以后，项目负责人一定要为执行的过程和结果负全责那样。如果滚床单的过程很不顺利，无法勃起，或者早泄，或者不能圆满完成，或者女友表现出不满意的样子，都会让男人感受到很大的挫败和自我否定，如果他本身就不够自信，那么这样的心理体验就会更加强烈一些。

害怕关系深入

和女友赤裸相对，就意味着要把全部的自己呈现给对方，更进一步地与对方建立非常亲密的关系，这对于有些人来说实在太令人恐惧。

K先生虽然外在条件还不错，但他始终都觉得自己不够好，没有一技之长，不够自信，胆子又小，最怕和陌生人打交道等等，这些他感觉不好的地方，在外表是看不出来的。但是一旦相处久了，却根本无法遮掩。他害怕女友真正了解了他，就会嫌弃他的胆小懦弱，并且，对女友的感情深了以后再分手，就会面对被抛弃的痛苦和自我否定。为了避免想像中的被抛弃，K先生把恋爱关系止步于滚床单前夕，他不由自主地让自己忙碌起来，虽然内心里依然渴望和新女友共赴温柔乡。

人就是这样的，当内心里存在一些困难，同时又很难面对或说不清楚那困难的时候，就会在外面寻找一些现实的困难。比如当你不想去和朋友约会的时候，就会觉得雾霾的天气太糟糕了，实在不适合出门。可是你却愿意在类似天气下，长途跋涉去参加另一个朋友的婚礼。

害怕托付心态

在滚床单之前，男人还会害怕女人的托付心态。男女平等的口号不过开始于1949年之后，在那之前，中国女人是不可以走出家庭去工作的。也就是说，在我们奶奶的那一代，大部分女性都不被允许学习和工作，她们必须依附丈夫才能生存。想不到只是短短几十年，整个世界就发生了翻天地覆的变化，男人和女人都可以学习工作，男人不再需要独自承担养家糊口的责任，女人也可以一分天下了。

然而，几千年封建文化的集体潜意识仍然对现代人影响深远，有相当一部分女性依然渴望找到一个可依附的男人，无论她自己的收入多么丰厚。这导致大部分女人在和新男友滚床单之前，都会有一种"从今以后我就是你的人"的托付心态，而男人们也深知这一点。

但这样的托付心态让他们感到很有压力，因为那意味着他要照顾好自己，还必须得照顾好他的伴侣，要同时为两个人的前途负责任。一方面这本身就是很难完成的任务，另一方面，托付心态也让他变成一个对伴侣拥有权力的人，这对于关系的未来发展——平等、尊重、欣赏、互相依赖等——是非常不利的。

那么，面对男人们的害怕，他们的女友可以做些什么呢？K先生们又该如何自我调节呢？

一些建议

坠入爱河的人，最希望听到的是心爱之人对自己的欣赏和肯定，如果女友们在这个部分可以多做一些，那对K先生们一定很有帮助。在平时的相处里多多赞美他，让他知道无论他是怎样的，在你心目中他始终都是很好的。在滚床单的时候，在语言上给他肯定和积极的反馈，在眼神和身体上给他鼓励和迎合的姿态，都能帮助他把不自信放到一边。当然，这些表达一定是发自你的真心，而不是你明明很不喜欢，却要刻意找出他的优点来夸一夸。

女人们总担心这样做的话，会让对方把尾巴翘到天上去，不能继续珍惜你们的关系。那么你需要知道，如果他真的那样反应，并且还让你感觉不适的话，就意味着他并不是你真正要找的人，而不是你的做法不对。

对于K先生们来说，去面对真实的自己固然让人不适，却又是得到内心的成长，活出真实的自己，继而进入亲密关系的必经之路。他们需要问问自己：我为什么对自己不满意？最好能找一张纸，把那些不满意逐条写下来。然后对着这张写满对自己的不满意的纸，承认最起码在此时此刻，我还有很多地方有待提升，但是，这就是我，是真实的我。现在我是这样，不代表未来还是如此，人可以有很多改变和提升的空间。

做到这一步非常不容易，因为那可能会让K先生感觉很难过，毕竟承认自己不如想象中那么好，并不容易。一旦能做到这一步时，就可以让他获得一些心理力量（面对真实的自己，会让人有力量），能够尝试着对新女友展露真实的自己，而非继续伪装成完美但是却虚假的样子。而此时，如果女友能够接纳他真实的样子，说出对他的欣赏和接纳，那将可以帮助他变得越来越真实，也越来越自信，让他们的关系得以继续发展下去。

第三章

喔！男人
的性隐私

148

149

滚床单时，男人也需要温柔缱绻

在大众的印象里，似乎男人的性欲望就像水龙头，任何时候打开阀门都能迅速喷涌。而女人们却像太阳能灯泡，必须耐心地放在太阳下晒一段时间，才能慢慢地有点光亮。所以各种各样的文章和书籍，都在教男人如何进行前戏，如何营造温柔浪漫的气氛，以便让两个人在滚床单时可以爱意无限，尽享欢愉。

似乎，前戏这个东西就是为女人特设的，而男人从来都不需要。所以男人们认为自己应该承担提供"前戏"的责任，而女人们也很默契地等着接受男人提供的一切。

刻板的两性关系

这样的高度匹配，是因为在久远的历史长河里，男人需要把自己的形象塑造为资源的提供者，权力的拥有和支配者，只有那些愿意认可他们的自我形象的女人，才能被他们喜欢和接受，然后这些女人就得以依附他们（那时是唯一选择）而生存下去。

来到现代社会，男人和女人权力分配的不平等，给两性关系带来诸多困难的同时，男强女弱的角色设定和心理定势，也正在越来越明显地损害男人的现实利益和心理健康。比如，在结婚时，男人被要求提供房子、车子等物质保障；在社会生活中，男人被禁止公开表达脆弱的情感；以及，在滚床单时，男人被期待为女人的性高潮负责任。等等。

随着时代的发展，尤其是心理学知识的普及，如今我们有着更为开阔的视野，更为多元的思维和价值观，尤其是有着更先进的生产力和自我生存的能力，使得我们可以有机会站在比先贤更加高的地方，把从前理所当然的事情，换个新的视角来理解。

首先是人，后分男女

当我们过于强调男女差异的时候，无疑是忽略了一个本质：男人和女人，首先是做为一个人而存在，其次才做为某一个性别而存在。做为一个人，男人和女人相同的地方，远远大于他们的不同。就生理层面来说，男人和女人除了生殖系统之外，其他的部分——头部、躯干、内脏等——都是一样的。可是，我们竟然要因为这么一点点的差异，而推理出男女截然相反的心理需要、自我认同、行为模式、性格特点、生活习惯等等，如今我们天天都在谈科学，可是这样的推论真是太不科学了。

我们必须要能认识到，男人和女人的差异性，固然有天生的生物基础差异，但更多的差异性却来自后天的社会和文化塑造（本书反复强调这一点）。比如我们之中有高大壮实的女性，也存在身型纤弱的男性，人类的身体外形与心理感受之间，基本没有直接的关联性。也就是说，一个高大壮实的人会体验到脆弱恐惧的情绪，身型纤弱的人也能体验到坚强有力的感觉，他们都需要爱、安全、被接纳和被欣赏，而恐惧死亡、被抛弃和被伤害的处境。

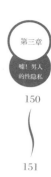

人们的情绪感受和心理需要，与他的生殖系统、身型比例、体毛多少真的没有什么关系。而更多与他的自我认识、人际关系、心理发展阶段等直接相关。

男女如何被塑造

人的行为、思维和认知会影响自身的情绪感受，而情绪感受又会反过来影响人的行为、认知和思维。具体来说就是，当社会的标准是"男人要理性"时，男人就会在行为和思维上都要求自己这样表现，那么他们的情感能力就会慢慢弱化，正所谓用进废退。

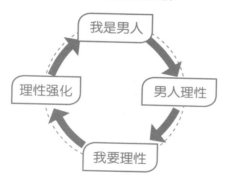

图3-3　男人的自我塑造

当男人们的情感能力普遍比较弱时，理性的男人群体就此诞生，我们就更加认为男人都是理性的，每当看到某个不理性的男人时，就会轻视他，因为他偏离了男人的标准形象。女人的被塑造过程与男人类似：

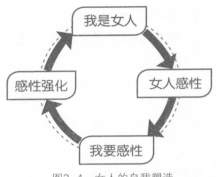

图3-4　女人的自我塑造

　　当一个人认为自己是"弱女子"，每当看见自己有理性刚强的一面，就会感觉很不适应，所以就给自己贴上"女汉子"的标签，以帮助自己不要跌入自我认同危机里。

　　这就是男人和女人之所以存在差异（甚至相反）的根本原因。

　　但如果从心理学的角度来看，男女真的没有什么不同，尤其是在生理需要（都需要性和舒适）、心理需要（都渴望尊重和欣赏）和情感（都渴望爱与被爱）需要方面，男人和女人是百分之百一样的。

男人也渴望被爱

　　如果从人的层面来看待滚床单，"男人应该提供前戏，为女人的性高潮负责任"这样的想法就值得商榷了。既然滚床单是两个人的事，女人就该为自己的性高潮负责任，比如主动去探索自己的性感带，提出自己的性想法和性需要，与伴侣沟通自己的性感受。等等。

　　做为一个人，男人在滚床单时同样需要爱意，需要温柔的话语和朦胧的灯光，有谁会拒绝浪漫美好的感觉呢？只不过，社会文化并不鼓励他们说出来自己这个部分的需要，很可能相当一部分男人都不允许自己有这样的需要，因为那可能让他们害怕自己变得女性化（那意味着被贬低），害怕被伴侣嘲笑自己竟然想要女人才能拥有的东西。这样的认知局限了男人们去感受自己的需要，也反过来强化了男人"水龙头般的性反应"的行为。

男人有权力享受美好的滚床单气氛，而不是一味承担主动付出的角色。女人是人，男人也是人，两个人是平等的。平等的两个人，需要彼此付出互相陪伴，而不是一方付出而另一方享受。否则付出过多的那个人，势必需要在其他的地方有所追偿。

并且，那是一定的。

科学研究：牙龈发炎会导致阳痿

L先生在前面几次的会谈里总是一副欲言又止的样子。

直到有一天，他终于鼓足勇气告诉我，他是一位阳痿患者，在医院治疗了一段时间，效果时好时坏。后来无意间看到了《滚床单心理学》这本书，了解到性能力和心理因素之间的相关度，这才开始想到自己是不是也有心理的因素，因而想到要来见我。他和妻子是大学同学，结婚十三年，最近的七八年基本都没什么性生活，原因是他经常在关键时刻不举。这让妻子对他很是不满，如今他们已经分居了。

L先生曾经认为自己的阳痿和严重的牙周病有关系，所以很是花了一段时间去看牙医，但是后来发现那并没有帮助他重振雄风。看到我对于他的话表示不解，L先生来了兴致，以为人师者的姿态好好给我做了一下科普。

牙龈发炎和阳痿

原来，土耳其曾经做过一项关于口腔健康与勃起功能障碍的研究。研究者选取了80名30-40岁的患有勃起功能障碍的男性，又选取了同样年龄的80名性功能比较健康的男性做为对照组。结果发现，勃起功能障

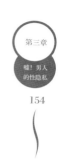

碍的男性中，有53%的人牙龈经常发炎，而健康对照组的人牙龈发炎率只有23%，牙龈常发炎的男性弹患阳痿的可能性，比那些牙龈健康者要高出3.29倍。研究者据此认为，严重的牙周病与勃起功能障碍之间存在正相关，简单来说，就是牙龈发炎会导致阳痿。

研究者建议男人们，要更加认真仔细地刷牙，以避免令人难堪的阳痿症状找上门。

听完L先生的讲述，我忍不住佩服研究者的推理能力。说牙周病会导致阳痿，就像说男人不做家务会提升患癌概率——这是来自我国香港地区的研究结论——那样让人难以信服。土耳其的研究者忽视了女人也会患牙周病的事实，而香港的研究者索性直接告诉大众，做家务和癌症之间的关联研究，不适用于女人。

不可否认研究者的结论是正确的，牙周病和阳痿之间确实存在相关性，就像男人的癌症概率与做家务也有相关那样，然而他们无一例外地跳过关键因素，将结论做了错误归因，导致不明真相的群众受到错误引导。一如L先生的亲身实验，他治疗好了牙龈发炎的问题（通常只是消除症状，因为牙病不可逆），阳痿的症状并不会消失，就像常做家务的男人也还是会患癌一样。

症状是情绪的表达

从心身医学的角度来说，迁延不愈的牙龈发炎，是因为内心淤积了太多与愤怒有关的情绪，由于种种原因，无法找到发泄的出口，最终这些情绪就变成了身体的症状，无声诉说自己的痛苦。也就是说，当人们感受到的情绪太多太复杂，以至于无法用语言来表达的时候，就会需要调动身体来帮忙表达，否则他们会被自己的情绪所淹没，导致更加难以

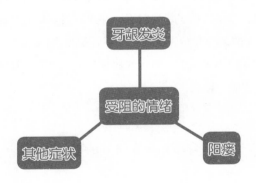（参见右侧运行标记栏目）

应对的局面。

在前面的章节里，我曾经提及阳痿症状是内心无力感的外化，伴侣关系里过多攻击和贬低，并因此使男人感到无力和无助，就可能会导致阳痿的发生。阳痿的症状更多是在说：我怀疑我做为一个男人的力量，我到底是有用的吗？有价值的吗？能够驾驭我的生活和亲密关系吗？

男人们的牙龈发炎只是表面症状，实质上是不能被表达的愤怒情绪，在身体上的展现。由此我们可以得出心理系统的结论：牙龈发炎也好，阳痿也罢，都只是受阻的情绪在身体上的症状体现，它们不是因果关系，而是并行关系。换言之，如果一个已婚男人的牙龈经常发炎，那么他阳痿的可能性就会倍增；反过来这个关联也是成立的，如果一个男人出现阳痿症状，那么他牙龈发炎的可能性同样也会倍增。因为牙龈发言也好，阳痿也罢，都和无法表达的愤怒情绪有关，而不是简单的生理现象。

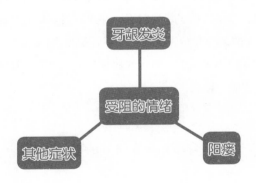

图3-5　情绪促发身体症状

如果强烈的内在情绪不能被表达，人体的症状可能不只是牙龈发炎和阳痿那么简单，很可能还会发展到其他更严重的症状，比如癌症——"不做家务导致患癌率增高"，实质的原理是男人不做家务时，妻子缺

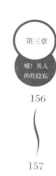

乏幸福感，频繁的争吵、冷战和矛盾给情绪带来的诸多压力，以身体病症的形式呈现出来。比如出轨——当人们不能用语言和疾病来表达情绪时，就会需要用行动去表达，在婚姻之外寻求其他的性和关系，以便转移心理的痛苦。

L先生的故事

大概了解身体症状和情绪的关系之后，让我们来看看L先生的生活图景。

L先生和妻子结婚后，岳父岳母就在同一个小区里租了房子住下来。13年来，夫妻俩都是在岳父岳母家里吃饭，孩子出生以后也是住在外公外婆家。L先生和妻子每天的生活就是早上起床去上班，中午各自在单位解决午饭，晚上下班就一起回到岳父岳母的家里。那时岳父已经把孩子接回来，并且安排孩子写作业，而岳母已经准备好了热腾腾的饭菜。

全家人一起吃完晚饭，妻子就会和父母一起看电视聊天，不管L先生怎么催促妻子，或者做出一副不耐烦的样子，在屋子里走来走出制造各种声音，都丝毫不影响妻子和父母聊天的兴致。每天晚上都要磨蹭到11点左右，妻子才心满意足地拉着L先生回到自己的小家，简单洗漱之后就睡觉。

年复一年，L先生总有一种孤家寡人的感觉。他觉得妻子和岳父母才是一家人，而自己却游离在这个家庭之外，连儿子都和他不亲热。可是每当他和妻子谈论自己的感觉，妻子就很生气地批评他，认为他不知好歹，父母忙前忙后为他们的小家付出，丈夫却丝毫不知道领情，竟然还诸多抱怨。L先生经常都被妻子说服了，他也承认岳父母确实很辛苦，为他们一家人做了很多。尤其是，他真的很爱妻子，除了她太爱黏在岳父母家里，其他方面都挺好的。

他们的生活依然有序进行，一切都是平静而自然。但是L先生就慢慢地表现出阳痿的症状，也开始患上严重的牙周病，每天早上起床，口里哈出的气简直能把妻子熏晕。刚开始滚床单不顺利的时候，妻子还能耐着性子安慰他，但是长时间无法得到性的满足，她的脾气也开始变得烦躁易怒，后来干脆提出分居。

L先生慢慢地理解到，就算他在头脑层面同意了妻子的看法，内心里却一直掩藏着大量愤怒和委屈的情绪，并且这些情绪并不因为他"讲道理"而消失。他觉得妻子在情感层面没有真正属于他，所以常常有一种被妻子冷落和抛弃的感觉。这些缺乏表达空间的情绪感受，就像一堵墙那样隔在L先生和妻子之间，让他虽然心里有爱，却无法唤起性趣。

沟通是良药

在长期的心理治疗工作中，我一直秉持一个信念：没有什么婚姻矛盾是无法通过沟通来解决的，有时候就算无法解决实质性的问题，但夫妇们起码可以通过沟通彼此了解和理解，也可以通过沟通达成情感上的陪伴和支持。

要解决L先生的阳痿症状，一方面他要勇敢地对妻子说出自己的需要，不再因为害怕破坏气氛而压抑自己的真实感受，和谐气氛的破坏可能会让他们在一段时间内关系紧张，但是却可能让他们的关系更加真实，更加亲密，长远来是有利于婚姻关系发展的；另一方面，L先生也需要能认识到，自己在亲密关系里的讲道理倾向，大大抑制了他体察自己内心感受的能力，那些已经升腾而起的愤怒、委屈、失望等内心感受，并不会因为讲道理和理解他人而消失，未经消化的情绪会寻求各种渠道来表达——行为、疾病、冲突、意外等，不能用语言来表达的诉求，也将在其他方面进行追偿。很多来访者都会发现，经过一段时间的心理咨询，皮肤不再那么容易过敏，胃肠不再那么容易消化不良，头也不会再莫名其妙地疼起来了。就是这样的原理。

最后，并不是所有的牙龈发炎都和未能表达的情绪有关，但我们却可以说，几乎所有的阳痿症状都和心理、情绪、伴侣关系直接相关。

已婚男人为何去嫖娼？

　　"夏沫噗"和丈夫经人介绍认识，恋爱两年以后结了婚。7年之痒已经顺利过去，他们正在考虑要不要生个孩子。可就是在这个时候，丈夫却因为嫖娼被派出所抓了现行，而且她还被告知，丈夫的行为并不是第一次。让"夏沫噗"无法接受的是，丈夫曾经嗜赌成性，当初她花了很多时间精力，好不容易帮他戒赌成功，本来以为辛苦付出能换回美满幸福的婚姻，却不料他戒赌之后，却干出更加严重的让她根本无法接受的事。

　　更可气的是，丈夫比她年长了整整12岁，看起来憨厚老实，性格也比较内向。相比较起来，"夏沫噗"年轻漂亮身材又好，当初之所以勇敢地和他在一起，部分也是冲着这点自信。她的逻辑是，家里有如花娇妻，丈夫自然就不至于还觊觎别的女人。如今发生这样的事，震惊之余，她也感到无法理解。

　　问题到底出在哪儿呢？

嫖娼并非性饥渴

已婚男性可以随时在妻子那里得到性，"因性饥渴而去嫖娼"这个理由当然就站不住脚了。所以他们的嫖娼行为，远远超出满足身体需要的范畴，而更多的是为了填补心理的需要。

身体的需要很容易得到满足，但心理的需要由于比较隐秘、复杂、不可捉摸，要满足起来却不那么容易——有些人恐怕都不太清楚，自己到底有什么样的心理需要。

根据社会学家在2010年的研究（数据来自《性之变，21世纪中国人的性生活》），会增加已婚男性嫖娼概率的主要因素是：1、认为女性的阴道分泌物比较脏，嫖娼概率增加48%；2、和妻子打架，嫖娼概率增加1.5倍；3、性技巧得分较高时（使用种类多且频率高），嫖娼概率增加15%；4、非常喜欢社交，嫖娼概率增加2.3倍；5、喜欢非主流的性行为（比如SM、性游戏等）也会显著增加嫖娼的可能。

这些数据更多反映了已婚男人嫖娼的表面原因，如果不去探究这些思维和行为背后的心理因素，将很难帮助我们去真正理解他们，也很难找到解决问题的方向和路径，更有可能将已婚男人嫖娼的责任推到他们妻子的身上，比如认为男人去嫖娼是因为妻子不够贤淑，竟然和丈夫打架；或者认为是妻子的性技巧不能让丈夫满足，才导致他去嫖娼。

这当然都是很大的误读。事实上男人之所以会去嫖娼，更多是他自身的原因，而非妻子们做得不够好。

自我分裂式嫖娼

首先让我们来谈谈性的不洁感导致的嫖娼概率增加。在《人类为何嫌恶屎尿屁》一节中，我谈到当人类有了思维之后，发现自己竟然来自屎尿屁之间，并不比动物高级多少，就会体验到严重的自恋挫伤。这并不是在开玩笑。有些男人对性的不洁感很大可能与此有关，当然也与人类社会长期以来对女性的贬低物化，以及对性欲望的否认压抑直接相关。

为了平衡自己的内心感觉，有些男人会将不洁感投射到女人身上，比如认为有过性经历的女性是脏的，比如认为热衷滚床单的女人是坏的。在内心深处，他们总希望自己的妻子是圣女贞妇——这样就能烘托他的高尚纯洁——同时把污秽淫荡的形象投射到性工作者身上。

正是这样的心理机制，让他们在家里扮演好丈夫好父亲角色，在家庭之外却不断地嫖娼。每当他们和性工作者滚床单时，自身比较动物性一面，以及自认为劣等的肮脏的部分，就可以不那么令人羞愧，可以让他暂时卸下沉重的伪装。那么回到家里面对妻儿时，就能继续扮演体面的绅士和君子了。

沟通弱式嫖娼

至于男人如果和妻子打架时，就很大程度上增加嫖娼概率，我们就必须要正视导致他们打架的原因。

在心理治疗的初期阶段，咨询师们常常会关注那些比较"行动化"的来访者——即遇到情绪压力时采取行动的方式来应对，而非用语言来表达，比如如果对咨询关系感到压力，就会迟到、忘付费、终止咨询等。"行动化"意味着当事者的心理发展不太成熟，像孩子一样没有能力承受情绪的压力，所以才需要用行动把情绪和感受从身体里驱赶出去。

也就是说，用打架做为主要沟通方式的男人，在亲密关系的能力发展方面是有障碍的。他们很可能是只要感受到不快，就自动化地想要做一些什么来反应，而打架是能最快将不适情绪丢出去的方式之一。

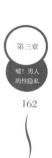

但众所周知的是，打架非但不能有效地传达自己的想法和需要，还反而因肢体的冲突带来信任感和安全感方面的创伤，对婚姻关系是极具破坏性的。

如果一个人感到内心很痛苦，却无法去和伴侣沟通，而只能用身体和行动去沟通时，那么嫖娼也很大程度上会成为他其中的一个沟通方式。他其实是用这样的行动在呐喊：我很痛苦，我不满足，但是我说不清楚我的痛苦和不满足是什么，所以我不知道该怎么办，就只好做些什么来缓冲一下。

心理学认为，只有当心智发展比较成熟时，才能具备用语言表达自己的能力。语言沟通可以让双方有机会达成理解，让矛盾冲突成为互相连接的通道，而非变成割裂关系的利刃。所以婚姻是两个成熟的成年人才能缔结的关系，这样当他们遇到矛盾时，就可以耐心地用语言进行沟通，进而有效地解决问题，并通过解决问题寻求关系的亲密和发展。

内心匮乏式嫖娼

性技巧得分高和喜欢非主流的性行为的问题上，其心理动因是有类似之处的。当一个人耽溺于性技巧的种类和性行为的独特性，那往往意味着他的自我还没有走到发展和创造的阶段。社会学家认为，如果一个男人对性的需要如此丰富、多元和立体，他会很难在现实世界得到真正的性满足，因为在中国的性产业中（尤其是中低档的），能够在性技巧方面去满足"男客"的性工作者并不多。这就意味着他们的欲望经常都处在寻觅和饥渴中。这恰好也反映了他们内在里的状态：不满足的，空洞的，无法被填满的。

从心理学角度来看，如果一个人在性的需要、想法和行为上倾注太多时间和精力时，我们可以理解为他的心理固着在比较原始的地方，缺乏继续向前发展的能力基础（具体可参考性窒息者一节）。此时他可能无力关注亲密关系、体验和创造等需要更完善的心理功能才可以有空间去容纳的东西。

如果一个人在这样的内心状态和心理能力之下，热衷于去嫖娼也就很正常了。

热衷社交式嫖娼

在社会学家的调查里，过于喜欢社交的男人的嫖娼概率，竟然有2.3倍那么多。这个可能出乎有些读者的意料，因为看起来这是很普通的性格特点而已。

这当然有着心理上的必然性。

过度热衷社交的男人，其实是在用社交的方式避免和自己在一起。他们几乎无一例外地对自己的感觉很不好，即俗语说的"自卑"，并且这种自卑的感觉是非常隐蔽的，不容易被发现。

只有那些对自己感觉还不错的人，才能够在独处时体验到愉悦和平静，如果相反，人们对自己感到憎恨、羞愧或者其他强烈的负性感受，为了保护自我的感觉免于崩溃，必然就会迫切地投身到各种社交活动里，通过外部喧嚣来冲淡内在里的痛苦和挣扎，即所谓的转移注意力。那么，嫖娼也是其中一个可以转移注意力的方式。

也有人说很多嫖娼都不是提前预谋，而是随机发生的。

他们并没有撒谎。

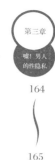

热衷社交的男人更关注财富、地位、美貌等外在的价值，也容易用与他人比较的方式，寻找自我的价值和存在感。通俗点来说，他们并不知道自己有什么需要，而只是努力让自己和别人一样，然后好告诉自己说：他们能有的，我也能有，我并不差。

这样做的好处是可以不用费心思考自己，坏处却是无法让人有自我感和存在感，时常体验到莫名的无法排解的焦虑。他们不知道是不是真的够好，因为他发现自己时而比身边的朋友好，时而又比身边的朋友差，在不稳定的自我评价的推动下，他们会需要花费更多的时间在社交上，因为得到他人的认同和在与他人的比较中找自己，对他们非常重要。

在这样的心理需要下，当朋友们在一起时，有人提议说去嫖娼，即便那并不符合自己内心的想法，但是为了得到朋友们的认同，也会加入到群体中。他们的内心声音是：大家都去，我不去就显得不合群；兄弟们都这样，所以我也要一样。

无力亲密式嫖娼

嫖娼的行为与妻子是否年轻漂亮，是否性感有魅力都没有太多关系；与男人是否有较高的道德水平（如果封堵这个出口，他可能会用其他行为替代，比如赌博、吸毒等），是否愿意遵守法律规定也没有太大关系；而是和他自身的心理发展，以及他应对痛苦情绪的方法途径有关。

"夏沫噗"的丈夫当初沉溺赌博并不是无缘无故，虽然在妻子的督促下，他在行为上停止了赌博，但是由于痛苦的根源仍然在，所以他慢慢地又发展出新的替代方式——嫖娼。这就好像用薄弱的塑料袋来装过重的水，当水的压力把塑料袋穿破孔洞时，人们没有选择倒掉一些水或者多套一个塑料袋来增加承重力，而是简单地用透明胶贴在孔洞上，导致不久之后塑料袋的其他位置再被水穿破。

如果"夏沫噗"能意识到问题的根源，就能有助于她看到丈夫问题行为的全部因素，而不仅仅将之归因为男人的本性，或者认为是自己不够性感有魅力。

会去嫖娼的男性，很多都缺乏真正有意义的亲密关系。在内心层面，他们恐惧于展露真实的自己，大部分时候都不敢表达真实的想法和感觉。所以当伴侣试图与之进行情感联系时，他的本能反应是假意迎合、打岔、避开或者沉默，还有些人会显得很生气，甚至是暴怒。他们用这样的方式与伴侣隔开，让对方不要靠近他，不要看见他真实的样子——因为他认为那个部分的自己是丑陋的，弱小的，不值得爱的。

一言以蔽之，那些会去嫖娼的已婚男人，是很不快乐的男人（并非婚姻关系直接引发）。

男人怎么办

很多人都问过我这样的问题：我这是不是有问题？我需要心理咨询吗？我通常的回答是：你觉得是问题，就是；你觉得不是，那就不是；你觉得需要咨询就是需要，如果你觉得不需要，那就是不需要。

大部分提问者都不欢迎这个回答，然而这却是最接近"对"的答案，因为生活没有标准答案。

就像男人去嫖娼这件事，从不同的角度出发，就有不同的定性。法律专家会认为他违反了法律，需要被制裁；社会学家会认为这是一种客观的社会现象，要予以尊重；男人们认为这不过是个人的小癖好，根本就与爱情无关；可是女人们却觉得自己受到了伤害，嫖娼的男人就是违背了婚姻的誓言。

如果男人认为嫖娼不过是性游戏，或者是社交活动的一部分，那么也许他是对的。但是如果从心理学的角度来看，性游戏的发生势必与内心动力有关；社交活动也有很多种，可是人们偏偏选择这种给伤害婚姻关系的方式，当然也是有原因的。

如果男人们同意这样的假设，也许就会开始体会自己的内在，尝试看清自己和自己的感受，然后理解它们的声音和意义，并学习如何用语言的方式去表达，而非用身体（疾病）和行动（嫖娼）。去和值得信任的人（比如心理咨询师）谈谈，慢慢地面对自己和自己的内心，然后创造有意义的关系和生活，让自己有机会在未来的某一天，回望自己的生命过程，可以了无遗憾地对自己说：来这一趟，感觉很好！

女人怎么办

对于"男人嫖娼算不算出轨"这样的问题，中国人在社会价值观层面还没有取得共识。原因是多种多样的，这里就不再论述。由于对这个问题界定的模糊不清，使得有些女人发现丈夫嫖娼之后，一时间就有些拿不准自己的态度：把它看作意外或必然事件，还是看作伤害事件呢？

从心理学的角度来看，男人嫖娼当然算出轨。因为随着人类文明的不断进化，性已经超越了纯动物性的快感，而被赋予很深的心理和精神内涵。如今的性，是表达爱的最高形式，是连接婚姻的重要纽带，也是区别爱情与其他情感的唯一载体。所以当一个男人决定嫖娼时，就意味着他在用行动表达：性不再是我和妻子纽带，我也没有那么在意妻子的感受。

女人们当然可以把丈夫的嫖娼定性为对自己的伤害——这么显而易见的事实，本来是不需要被讨论的。就算这个伤害不是男人的主观故意，而是男人自身心理的困扰所致，却也是真切地实施了伤害的行为和结果。所以他需要为自己的行为承担责任，向妻子道歉，并承诺做出改变，直至妻子恢复信任和安全感为止。当然，前提是妻子愿意接受道歉，也愿意在丈夫的帮助下努力重建信任和安全感。

不是每一位妻子都愿意选择原谅。我想，无论她们持什么样的态度，做出什么样的反应，那都是她们的权力。

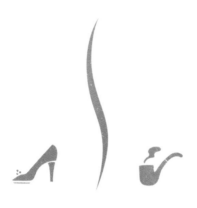

第四章

嗳！
女人的
性秘密

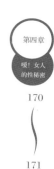
要性感还是要瘦，这是个问题

　　网友"谦谦"发邮件说，自己是个身体单薄，体型瘦弱的男人，妻子的体型也差不多。夫妻性生活很不和谐，因为总觉得妻子太瘦，没有依托感，所以滚床单时就敷衍了事，自己没有快感，妻子也感觉不舒服。他比较喜欢胖乎乎的女人，觉得那样的体型很性感，即使长相一般也能让他很有感觉；反之，每当看见像妻子那样身材苗条的女人，就一点儿也提不起性趣，哪怕脸蛋长得再漂亮，也很难动心。

　　"谦谦"对自己的性心理很好奇，他甚至担心自己是不是哪里有问题。

性趣与爱情

　　出于心理咨询师的职业敏感，我首先想到的是，"谦谦"对妻子的不满意，也许不仅仅限于瘦弱的身型。当人们对自己不满意时，就会倾向于在伴侣身上看到明显的不足之处，并且那往往是对方难以通过努力去改善的部分。"谦谦"可能是嫌自己不够雄壮，缺乏约定俗成的男性气质，但是承认了这个部分，会难以忍受因之而来的挫折感，于是就把这不好的感觉投在妻子身上，认为是她瘦弱的身型不性感，难以引起他的性趣。关于亲密关系，一个最基本的规律是：你有多讨厌你的伴侣，那么你对自己的感觉就有多糟糕。

还有另一个可能的情况是，"谦谦"一开始就并不爱妻子，而只是觉得她条件还不错，适合娶回家做妻子。我的一位朋友就是这样——姑且称呼他为M先生吧——他是一家娱乐公司的新晋艺人，身材高大外形俊朗，偶尔在剧集里出演不太重要的角色。他和新女友恋爱快一年了，女朋友各方面都不错，是某企业董事长的女儿，有海外留学的背景，长相也过得去，朋友们都说他们蛮般配。M先生也觉得她很适合做妻子，但就是觉得和她一起不快乐，也对她缺乏性趣，每次滚床单都像是在完成任务。因为他并不爱这个女孩，而只是觉得她各方面条件还不错，然后就想试试看能不能培养出爱情来。结果培养了这么久，似乎也没能取得令人满意的进展。

没有爱情做为基础，性趣当然很难被激发。

但"谦谦"的邮件也引发了我的另一个思考：女人身上的脂肪量和性魅力之间，到底有着什么样的关系？为什么他明明喜欢胖女人，却娶回家一个瘦瘦的妻子呢？

胖瘦与爱情

在如今的社会，瘦几乎是漂亮女人的基础标准。女人们拼了命地想要瘦成一道闪电，甚至有人喊出"要么瘦，要么死"的口号。这样的社会文化和审美趋向，导致厌食症的发病率逐年上升，在西方国家的年轻女性中，患病率约为0.5%—1%，长期病死率高达10%—20%，是所有精神疾病中死亡率最高的一种。

被称为"全世界最瘦"的女人，是一位名叫瓦莱丽娅·莱维汀的俄罗斯裔女人，她身高173CM，体重却只有27KG。她被厌食症困扰了十年，终于下定决心走出来面对媒体，告诉人们她在进行一场艰苦卓绝的令人绝望的战斗，让人没想到的是，她瘦骨嶙峋的样子竟成为年轻女孩竞相模仿的对象。很多人发邮件问她，瘦成那个样子是否有什么样的诀窍。

我们不能怪女孩们缺少理性，下面这个小故事可以说明她们何以非瘦不可。

广东某院校的一位女大学生，用了半年时间把原本160余斤的体重减到只有108斤，正当大家把她当成励志故事的时候，有趣的事情发生了，变身成功的瘦高妹子，引来了众多男生的热烈追求，她就这样从路人甲变成了"减肥女神"。

事实证明，男人喜欢瘦女人！虽然那并不符合人的本能需要。因为单纯从性感受的角度来说，适量的脂肪和性的感觉密不可分。无论是从视觉还是身体接触的角度，肉感的富有弹性的身体，又有曲线美，又充满了性的吸引力。

可是为什么长期以来，男人们竟然一直喜欢瘦的女人，却会嘲笑和贬低性感的胖女人呢？

胖瘦与性文化

回顾整个美术史，我们不难发现，无论是在我国的唐朝，还是西方的古罗马时期，对女性美感的理解，都是体态丰腴肉感十足，那时美术作品里的女人，大多是方圆型的脸和浑圆的腰身。

唐朝覆亡之后，经历了五十多年乱糟糟的五代十国，来到宋朝政权，不知不觉中，美女的标准就来了个180度大转弯——从以胖为美，变成了以瘦为美。与这个现象相辅相成的是，社会文化对性的态度，也从自由开放变成了压抑封闭。

在以胖为美的唐朝，婚前性行为和婚外恋是很普遍的现象，女人可以一而再再而三地离婚，衣着更是轻薄暴露到让今天的人们都无法接受。比如依照唐朝仕女图制成的影视剧戏服，在剧集上映后很快就被叫停，因为女演员的乳房裸露太多，不符合现代社会的审美标准；还有唐朝才女晁采和书生文茂两情相悦的故事，做为隔墙邻居，两个人经常以诗词传情，后来还偷偷滚了床单。晁母发现后非但不责备他们，还反而说："才子佳人，自应有此"，不久就为他们举行了婚礼。难以置信吧，晁采若是生活在现代的中国社会，高中没毕业就私自谈恋爱，还偷偷滚床单，如果被父母发现的话，事情会变得很严重。

可是到了以瘦为美的宋朝，事情忽然发生了180度大转弯。女人被要求为丈夫守贞，从一而终、三从四德等"新思潮"的涌现，让整个社会都进入"假无性"状态，即所有人——尤其是女人——都假装自己没有性需要。此时女人们的服装也倾向于保守，衣服必须遮盖身体的所有部位，包括脖颈（幸好没有聪明人想到面纱这种东西）。与此同时，女人们还开始束胸，用长长的绷带把乳房绑缚起来，让它呈现扁平化，看不出任何曲线——在那个时候，整个社会都以平胸为美。

拿唐朝和宋朝这么一对比，我们就能得出结论：当社会对性持鼓励和开放态度时，女人们身上的脂肪就比较多，衣着也较为暴露；如果社会对性持压抑和禁锢态度时，女人们的身型就会偏瘦，衣着也较为保守。

当男人认为胖女人比较美时，女人就会努力增加身体的脂肪含量；当男人持相反态度，认为瘦女人才是美，女人就会努力让自己变瘦。换言之，当男人觉得性是好东西时，女人就会让自己性感十足；当男人排

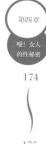

斥和贬低性欲望时，女人也会变得保守低调。

那么问题就来了。

现代社会的女人非但不再束胸，还反而渴望大乳房，但与此同时又忙着减掉身上的脂肪，希望自己越瘦越好，这又反映了什么心理呢？

要瘦还是要乳房

在如今的社会，说一个女人瘦，几乎等同于对她的赞美。

有人说女人们之所以渴望瘦，和现代人的服装款式大有关系。好看的衣服总是更适合瘦人穿，身材瘦高的人不管穿什么，都能够轻松呈现衣服本身的美感，给人赏心悦目之感。如果相反，身上的脂肪太多，且脂肪分布不够匀称，自然会把衣服撑得不规则，破坏了衣服本身的形状，就不美观了。

这个观点乍一听很有道理，但是如果细琢磨一下，又觉得哪里不对劲：衣服本来是为人服务的，却反而让人去适应衣服？再就是，宋朝的服饰其实很宽大，却为何那时候的女人也要瘦呢？

所以，"穿衣服好看"只是女人想瘦的表面原因，充其量也只是变瘦的次生价值。

女人要瘦的真正原因是，男人认为瘦女人更漂亮。他们的审美没有问题，因为T台模特确实穿衣服总比普通人漂亮。但是我们需要理解到，这种漂亮完全取决于T台模特的职业特点。她们的职能就是为衣服提供服务，所以要减少身体的脂肪——这是基本的任职条件——以便让服装最大程度上保持它本来的样子。换言之，她们必须掩盖自己的个人特点，才能胜任这份工作。

那么，这样的美，究竟是美在衣服，还是美在人体呢？

答案当然是前者。

我们正在生活的社会，是由男人做为官方发言人的社会。男人认为的美，就是社会眼中的美。哪怕他们眼中的美，是衣服之美而非人体之美，也没有什么反对的声音。男人们为了满足虚荣心——漂亮女人相伴可以衬托男人的成功——而选择性忽略这样的事实：衣服可以有千千万万件同款同风格，每一个人体却只能是独一无二的存在。女人们惯性地选择了同意他们，所以才有了如今满屏尽是锥子脸的"盛况"，她们努力把身体变成同款同风格，为了美不惜失去自己的个性。

本来这也没什么，周瑜打黄盖，一个愿打一个愿挨，两相情愿，世界和谐。

可是，当女人们一门心思要瘦的时候，男人却提出了另一个刚需：性感的大乳房。这可真是让女人为难了，减肥导致身体脂肪含量变少，拿什么去满足男人对大乳房的追求呢？

胖与瘦的抉择

有一天我和朋友去办事，在出租车上聊起如今的女人都是三头六臂。出租车司机对此谈了他的看法：

以前的女人只要照顾好家，能生孩子，就是好女人，我们就对她非常满意。但是现在的女人，不但要照顾好家，能生孩子，还得把孩子教育成才，还得能赚钱有好的事业，这还不算，她还得漂亮，并且永远不会老。这个男女平等啊，简直是要把女人带到沟里去。

这番话让我莞尔的同时，也想到中国男人的普遍纠结：一边希望女人三从四德，一边却又希望她们是超能白素贞。就像他们希望女人白天瘦高漂亮，到了晚上又能生出大乳房那样，都是不顾现实，闷头幻想。

所以"谦谦"式的心理冲突可能并不少见：娶一个美得很个性的肉感女人，自己关起门偷着乐，还是娶一个美得标准化的瘦削女人，带出去被其他男人羡慕，到底哪个是最优选择呢？

大部分男人都选择了后者，因为他们害怕别人眼光里的异样：你的喜好这么特别？怎么你和别人不一样？

对于生活在集体主义文化下的中国男人来说，"和别人不一样"还蛮可怕的。

我们该怎么办

某公众号曾发了一篇阅读量很大的文章，内容是在讲一夫一妻多妾制的好处。作者认为那可以帮助低阶层的女性，通过婚姻获得社会阶层的上升通道，还可以直接提升出生率，最终达到提升国家竞争力的目的。

暂且不论社会学层面的问题，也抛开政治、经济和文化的因素，只是从心理学的角度来看，作者就是在鼓励男人放任自己的愿望——如果无法解决瘦高和大乳房的冲突，干脆就要两个女人，一个可以带出去亮相，另一个则留在卧室里享用。如果女人更多一些的话，她们的分工还可以更细：负责甜言蜜语的，负责持家理财的，负责诗情画意的……瞬间想起电视剧《甄嬛传》里的后宫妃子，好像就是这么分工，所以皇帝最后死得很惨。

孩子的欲望可以无止尽，因为他对这个世界并不了解，所以有着各种各样的幻想，这份童真和想象力需要被尊重。然而如果一个成年人仍然有无止尽的欲望，对生活充满幻想并执着于那幻想，其实就是一种心理发展的固着，并不是正常现象。人类进化要去的方向，是能够节制自己的欲望，管理自己的需要，而不是反其道而行之的自我膨胀。

最后，我想起一个国外的小故事：

国王亚瑟被俘，本应被处死刑。但对方国王见他年轻乐观，十分欣赏，于是就要求亚瑟回答一个十分难的问题，如果答出来就可以得到自由。这个问题就是："女人真正想要的是什么？"

一个女巫知道答案。她在一天的时间里，半天是丑陋的女巫，半天是倾城的美女。但是她说出答案的条件，是和亚瑟最亲近的武士结为夫妻。

我们都知道那个著名的答案：女人真正想要的，是主宰自己的命运。这真是个很棒的答案。故事的最后，女巫认为自己之所以能做出令人皆大欢喜的选择——白天和黑夜都做美丽的女人——是因为她得到了男人的尊重。

编故事的人似乎在告诉我们：如果男人和女人可以互相尊重，允许对方按照自己的意志去成为自己，那么他们就能收获皆大欢喜的两性生活。

真心期待那一天的到来！

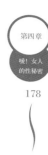

直女也爱看女同题材的成人片？

L先生是一家软件公司的职员，过着长期熬夜加班的生活。有一天他下班走出办公室，看到外面竟然还挂着太阳，有一种恍如隔世的感觉。他兴冲冲跑回家，想着终于可以和妻子吃一顿双人浪漫晚餐。可是推门看到的，竟然是妻子望着电脑屏幕垂涎三尺的表情。L先生的好心情瞬间消散，他知道，妻子又在看女同题材的成人影片。

他们为此沟通过多次，妻子总跟他解释说那只是个爱好。可是L先生心里却始终都有个阴影，他担心妻子是同性恋，也担心这些影片看多了最后会变成同性恋。想到妻子将来可能会为了一个女人离开自己，L先生焦虑难安。

"恐同症"和性别差异

L先生的忧虑可以理解。人们在观看成人影片时，会不由自主地把自己代入为剧中人物，在幻想中得到一些愉悦和满足感。这个过程，确实也能获得心理上的满足，而不仅仅是补偿生理需要。

直男一般不看男同题材的成人片，因为他们无法将自己代入任何一个角色，否则就会激起"变成"同性恋的恐惧，撼动自我的身份认同。

因为如果男人和另一个男人发生了性，他会被认为做了女人才能做的行为——还带有强烈的欲望和情感——偏离了主流社会对男人形象的界定，因而被排除在男人的行列之外。

和直男不同，直女在看女同片时，没有变成同性恋的恐惧，也不存在受困于女性身份而无法代入的困难。这可能是直女不排斥甚至是喜欢女同片的根本原因。有国外免费AV网站的报告显示，女同题材的成人影片深受女性用户的欢迎，在有据可考的观看和搜索频次里，遥遥领先于其他类别的影片。在关键词搜索方面，女人搜索"女—女"关键词的频次，要比男人多出445%。在2013–2014年度，关键词"女同色诱直女"被搜索的频次，上扬了328%。

即便了解到这些，L先生依然有困惑：明明是女人，性身份的认同也是女人，怎么会更喜欢看女同片呢？家里还有很多"正常"的成人影片，为什么她都没有表现出同样的兴趣呢？

成人片和性别差异

那是因为"正常"的成人影片在制作时，更多考虑到男性观众的需要。对于男人来说，性除了可以做为爱的表达形式，还常常被赋予征服、自我感、禁忌等其他的心理意义，所以目标观众群是直男的成人片，在剧情和画面上更多围绕着这些心理感受来展开。

在这样的影片里，女性通常都是性的对象（甚至是工具）而非一个有感受的人，她们的任务是努力满足性伴侣。换言之，"正常"的成人影片里，没有女性的心理空间，女性做为人的自体感也不存在。这导致女性观众非但无法在这样的影片里感受到愉悦，还可能在某些剧情设置里感到心理上被侵入，产生厌恶和拒斥感。

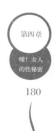

而女同主题的成人影片里，由于主人公都是女性，那么剧情的发展就会围绕着女性的性感受来展开，无论主动还是接受的一方，都比较符合女性自身的感觉和需要。女同主题的成人影片里，更多给观众传达性爱的情感部分，比如温柔、爱、尊重、彼此同在等。这是女人们比较关注的部分，也是希望在滚床单时体验到的感受。

一些建议

如果L先生能明白，网络上常见的成人影片，并不能满足妻子的观看需求；尤其是明白，女人没有变成女同性恋的恐惧，所以在观看女同成人电影时，女人更多关注在主人公的性感受，而不是她同性恋的身份设定（这个很重要）。那么他就不至于对妻子的爱好过于焦虑，反而会试着和她一起观看，借以了解妻子的性偏好，学习更多让妻子获得满足的性知识和性技巧。让两个人可以创造美满和谐的滚床单之旅。

也许L先生还可以理解，妻子的爱好意味着她能够为自己的性感受负责任，把自己做为一个有自主意识的人，而不仅仅做为男人希望的女人形象而存在。如果L先生也渴望真正亲密的婚姻关系（而不是传统的男高女低模式），这真是一个好消息！那意味着他们可以有机会对彼此的内心进行探索，建立深层的信任和亲密感，在生活的洪流中手挽手，肩并肩，成为彼此的陪伴和支撑者。让婚姻关系给彼此很深的滋养和裨益。

"约会强奸"是不是强奸？

人们通常认为，强奸总是发生在陌生人之间。在月黑风高无人夜的小巷子里，独自行走的女性突然被凶狠的蒙面人袭击，然后在利刃的胁迫下，充满恐惧地发生了性关系。

这样的强奸案目前仍然存在，但在如今的社会，发生在熟人之间甚至是约会过程中的强奸越来越多。

二十世纪的七八十年代，男女约会很少发生性的接触，哪怕是恋人之间，能够拥抱亲吻就已经算是胆大包天了。但是如今，当一对男女在封闭的空间里单独见面，就会被认为他们有发生性关系的可能性，且不论他们本来的关系是什么。

随着互联网的普及和发展，通过网络认识朋友并进行线下约会，已经成为年轻人社会生活的一部分。在这种情况下，"约会强奸"的发生率就越来越多。2010年的新闻报道中，警方称"在未成年人实施的强奸案中，'约会强奸'的比例高达40%"。如今7年过去，不知道如今这个比例又是怎样的。

什么是约会强奸？

"约会强奸"并不是法律概念，也就是说，女性不会因为在约会时被强奸而得到法律的保护，起码在中国是这样的。"约会强奸"这个词语，起源于2003年的一起死亡案件。一位叫黄静的音乐老师，被男友强行发生性关系，当男友离开后，意外裸死在自己的宿舍里。最初人们的注意焦点一直放在她的死亡到底是凶杀还是突发疾病，中山大学教授艾晓明发表了《约会强奸与黄静之死》的文章，使得案件一度发生转机。感兴趣的读者可以网络搜索这个案件的始末，进行详细了解。

在社会学和性学的研究领域里，学者们把"约会强奸"看作是强奸的一种形式，是指熟人甚至是恋人之间的强奸行为。这可能超出了很多人的理解范围，哪怕是在司法实践的过程中，也更多把强奸界定为陌生人之间的性。比如上文中提到的黄静案，经过数年的调查和求证，那天晚上的事情被界定为"特殊性行为"，不属于强奸罪。当时的办案人员非常为难，因为"约会强奸"只是文化概念，现行的法律上并没有相关条文说明，到底什么样的证据和情况可以叫做约会强奸。

模糊地带的"约会强奸"

法律只是规定，违背女性自由意志的性活动被视为强奸。但是，什么叫做"违背女性自由意志"呢？这种隐藏于人的内部，无法准确量化的心理感受，常常在量刑时发生很大的争议。发生在陌生人之间的性侵犯比较容易界定，可是对于本来就认识，甚至是恋人关系的情况，社会观念就会更倾向于同意男性加害者所说的"她主动自愿"，而对于女性受害者"我被强迫"的表达不予置信。人们的思维观念是：你们都谈恋爱了，或你都肯跟他单独约会了，怎么还会存在强奸一说呢？最起码你自身就存在过错，才会导致事情的发生。

有研究表明，大约15%的女大学生在约会时都经历过被迫的性行为，在规模最大的婚内强奸调查中，1000名已婚女性里，竟高达14%都曾被丈夫强奸过。可是在我们的国家，无论是司法实践抑或在大众的观念中，普遍都忽视了这种情况。所以受到伤害的女性大多选择默默忍受——尤其是在网络交友的约会过程中——倾向于怪罪自己太过轻率，认为自己对这个伤害性行为也负有责任（起码是无知）。

那么，"约会强奸"到底为何会发生？女性要如何保护自己免于受到伤害呢？

人也和女也

在黄静案件中，曾经有警官批评她的母亲：因为你平时对孩子的教育太严格，如果她同意和男朋友发生关系，就不至于发生后来的事情。这个言论背后的逻辑是，你都肯和他谈恋爱，愿意和他逛街拥抱和亲吻，甚至肯夜半三更与他共处一室，竟然又不同意发生性行为呢？你是不是故意在假装清纯？

男人们不是故意不理解女人，他们在自己的立场和思维里，真的无法想清楚这个问题。因为，在过去的好几千年乃至上万年里，只有男人才是"人也"，而女人，只是"女也"而已。做为"女也"，她们理所应当要接受"人也"的管理，从思想到行为都被"人也"所塑造，而事实上，一直以来"女也"们确实也是按照"人也"的期待去做自己。但是有一天，"女也"忽然说：我现在明白了，原来我也是人，我可不可以按照内心的期待去做自己呢？比如，当我不愿意和你滚床单时，能有说"不"的权力。

这样的声音无疑让有些男人听不懂。就像哥伦布第一次登上美洲大陆时，印第安人惊奇于他们是不是从云端上掉下来，对他们乘坐的巨大帆船视而不见。当人们对某个新生事物缺乏概念时，自然也无法对它产生认知，对于完全超出自身理解范围的事情，人们就是会产生类似那位警官的困惑。

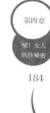

约会强奸的心理过程

"约会强奸"之所以发生，一方面来自男人们的自恋心理。他们还没有理解到，做为一个独立的个体，女人有权力同意或不同意任何事。也就是说，女人可能愿意和他约会，愿意和他吃饭唱歌看电影，甚至愿意和他亲吻拥抱，就算上述那些都做了一遍，她也依然有权力不愿意和他滚床单。

但是在男人们的理解里，事情却不是那个样子。他们幻想着关系总是顺利地推进发展，前期在吃饭、逛街、送礼物上进行投资时，内心里始终期望着可以换来随后的滚床单——他们以为那是水到渠成的事。当女人没有按照他们预期的样子去做，对于男人来说，就像是小婴儿想要吃奶时妈妈却没有准时奉上，也像是孩童想要让妈妈买玩具却遭到了无情拒绝，在这样的时刻，男人们体验到强烈的被欺骗和愚弄的感觉，以及很多的愤怒和挫败感，他们无法接受世界不能随着自己的意志而转移的事实，于是想用强迫的方式达到目的，以找回幻想中对世界的控制感，即那种"我拥有权力"的感觉。

另一方面，"约会强奸"的发生，与社会对女人的性的污名化有直接关系。直至今日，当一个女人被强奸时，舆论依然倾向于认为她自身要负大部分责任，比如衣着太暴露，防范意识太薄弱，甚至是她没有以死抗争。

且不说强奸事件发生在陌生人之间时，女人都会被各种歧视和嘲笑，如果是发生在约会的情境下，她更加可能被认为是自身行为不得当，不自重、轻率、无知等的评价会让她倍感难堪。在这种情况下，当一个女人在约会中被强奸时，就会更多选择忍气吞声，独自承受事件带给自己的精神和心理创伤，使得施害者可以继续逍遥法外去伤害其他人（甚至他们都不认为自己是在实施强奸），也使得法律始终无法在约会强奸案件上有所做为。

那么，女性要如何避免"约会强奸"的发生呢？

如何避免约会强奸

在法律还没有足够完善的情况下，女人在交往异性朋友时，要注意保持关系的界限。当关系还没有达到可以滚床单的地步，就将约会地点选在人来人往的公共场所（网络约会时尤其要如此），避免谈论有关性的话题，就能清晰传递自己的性态度。如果对方主动谈论关于性的话题，而那让你感觉不适时，要勇敢地提醒他，你并不喜欢这个话题；如果你提醒过后，对方依然坚持继续，就需要评估你是否要与不尊重你的人来往。

如果两个人已经确定恋爱关系，但是你依然没有准备好要与他滚床单，要主动避免性意味强烈的身体接触，对于男友提出的性接触，也要用坚定的语气和表情来申明态度。年轻的女孩还需要明白，"只要抱着，什么都不会发生"的话，可信度是非常低的。在拒绝男友的性要求时，切不可模棱两可含混不清，让对方以为仍然有强力试探的空间。

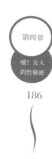

女人们要知道，相当一部分"约会强奸"，都和男人错误领会（也可能是选择性领会）女人的意思有关。

伤害后的心理修复

我会建议曾经历过"约会强奸"的女性，去寻求心理咨询师的帮助。在我们的生活中，每天都在发生各种各样的疾病、伤害或意外。从小小的身体扭伤、跌倒、小病痛，到严重的车祸、癌症、被强奸，包括迟到、被窃、忘钥匙及幼儿被遗忘车中等等，一切的发生表面看来是偶然不小心，但事实上都与当事者的自我和情绪状态直接相关。

我们正在生活的这个宇宙空间，像是有一个看不见的运行规律，如果你的潜意识里有一个愿望——有时候这个愿望是头脑不想要的，比如你的愿望是"我想休息"，但头脑却认为你应该努力工作——那么宇宙之神就会帮你实现，比如让你失业、生病或者受伤，以便让你可以得到休息。或者你内在里有一个认知——有时候这个认知对幸福生活无益，比如你认为赚钱是一件极其艰难的事，或者爱情就是要历经坎坷——那么宇宙之神也会帮你创造相应的生活环境，以便让你验证自己的认知。

如果你能尝试从这样的视角看待问题，大概也就能明白那些发生在人身上的事——无论它们是什么——都不是无缘无故。

通过心理咨询，将让你更深地了解和理解自己，找到并释放那些困住你生命潜能的内在信念，提升对生活的可控感。当然还能帮助你在创伤事件里走出来，平静笃定地进入后面的人生。

能接受丈夫身体出轨的女人

网友"苗苗1993"大学毕业不久，正是找个男朋友谈恋爱的年龄。有一天她听到两个同事的聊天内容，感到大惑不解，所以发微博私信来询问我的看法。

聊天的是一男一女两个同事，都已婚有孩子，姑且称呼他们为O先生和P女士吧。O先生问：你怎样看待出轨？P女士回答：如果我老公出轨了，要具体情况具体分析。如果他只是一时糊涂，比如喝了酒之类的一时冲动，偶尔的身体出轨是可以接受的。但是如果他都不爱我了，爱上别的女人，那我会无法接受，就必须得离婚。O先生也谈到自己的态度，他无法接受妻子的出轨，无论身体还是精神，他希望妻子的身心灵都能停驻在自己身上。

"苗苗1993"一方面觉得P女士说得有道理，另一方面又觉得O先生的答案更符合自己的内心感觉。她的问题是，如果将来自己遇到类似的情况，该用什么样的态度去面对？以及，在出轨这件事的态度上，是否也存在男女差异呢？

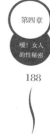

心理没有性别差异

"苗苗1993"可能需要先对自己好奇一下：为什么还没有男朋友，就开始担心万一出轨怎么办？在伴侣出轨后，为什么不跟着自己的感觉走，而是去问别人自己该持什么态度？

至于"苗苗1993"观察到的出轨态度的男女差异，更多是社会文化的因素使然，而非生物天性。出于人尽皆知的原因，社会舆论更能容忍男人的出轨，女性也更多忍耐并不幸福的婚姻。但这个部分，并不是心理学的范畴，而是社会学要关注的领域。也就是说，男人和女人迥异的出轨态度，更多是社会现象，而不是心理本质。

在得知伴侣出轨以后，男人和女人的内心感受不会有任何差异。他们都将经历"震惊——怀疑——愤怒——悲伤"的心理过程，都会体验到被抛弃感，都可能会怀疑自己的性魅力，自我认同的部分也会受到冲击。只不过，他们对心理感觉的表达方式很不同罢了。在现实生活中，妻子出轨和丈夫出轨比起来，前者导致婚姻解体的可能性更大一些。这一方面是因为女人的出轨经常是情感先行，也就是说，她们往往是因为在出轨对象那里倾注了感情，然后才出轨，所以一旦出轨都很难回头。但更重要的原因是，大部分男人都无法接受出轨的妻子再回头。

在很长一段历史时期里，男人对女人有很强的占有欲，而女人却只能被动接受命运的安排。仅仅是在一百年前，女人的身体仍然是男人财产的一部分，集体潜意识的影响让男人们在面对所爱的女人时，总有些类似主权宣示的意味。所以一旦妻子出轨，男人就会体验到很强的自尊挫伤。可是女人却没有权力独享男人的身体，她们没有独立生存的能力，没有自己的名字和财产，她们也不能拥有丈夫，而只能被丈夫拥有——丈夫们却可以三妻四妾。在这种情况下，女人们就只好转而追求丈夫情感上的"独一份",就像古装电视剧里妃子们孜孜以求的那样。

那实在是一种无奈的退而求其次,更是一种压抑和隐忍。

男人出轨真相

可是,如果说上述的种种原因,导致古代女人必须接受丈夫的身体出轨,那么现代社会已经是"一夫一妻制",很多女人也有自己的工作,无需害怕被丈夫扫地出门,她们为什么还觉得可以接受丈夫身体出轨呢?

这样的现象,除了集体潜意识的影响,还可能和两个流传甚广的"科学言论"有关系:

1)做为雄性动物的男人,有到处传播基因的天性,有接触异性欲;

2)男人是可以上半身和下半身分开的动物。

只要有了这两个言论,男人们的不忠行为就都有了合理的解释,无需再去追究更深的心理和情感因素;女人们的情绪也更容易被抚平,无需再去表达对关系的愤怒和委屈。

但这样的"科学研究",很可能纯粹是为了巩固男人的特权和安抚女人的不满,而非真相。因为在几十年前,做科学研究的基本都是男性。

我们需要理解,人类早已摆脱动物本能的控制,进化出"延迟满足"——即为了获取更大的利益,进而暂时压制眼前的欲望——的能力,那就意味着,当一个男人由着所谓"传播基因的天性"任意而去时，他内心里已经不再将伴侣关系看作是重要的利益。这其实是他的选择，而非本能天性。

一个男人之所以能将自己的上半身和下半身分开——即爱着一个人，却又能和其他人频繁发生性关系——根本原因是他们对自我有很深的压抑和隔离，这让他们只能体验到表层的感受和需要，比如成功感，认同感，控制感。由于这些好的感受不是来自内部体验，而是经由外部环境的刺激产生，他们就会需要不断地寻找新的刺激物。这样的心理机制又将反过来强化上半身和下半身分开的情形。所以，从心理学角度来看，上半身和下半身分开并不是一种能力而是一种缺陷：他们不具备将情感和性统一起来的能力，无法与另一个人建立深切的亲密关系，就只好用"上半身下半身"理论来为自己的挫折感找个理由，以合理化那让人痛苦的被割裂的心理状态。

每一个生命都渴望与他人在情感和心理上进行深度连接，并在连接中感受和认识自己，然后体验到安全感和存在的意义感，关于这部分需要，男人和女人都是一样的。而身体、心灵和思想的统一，是每个人都渴望的圆满状态。

与人们的想象不同的是，身体出轨常常是婚姻解体的直接原因。

身体出轨危害更大

身体出轨是有实质内容的，有画面的，比较容易激发人们的想象力。当得知伴侣出轨，且确认有身体的出轨之后，人们会不可避免地想象伴侣与他人亲密的画面，尤其是每当与伴侣进行亲密行为的时候。对这些画面的想象，会对当事者的自尊感、安全感、信任感等造成毁灭性的打击，同时也会影响到伴侣们的亲密感，而这将进一步挫伤亲密关系。

　　而精神上的出轨却是虚无缥缈的，似乎有，又似乎没有，难以捕捉到可视可感的信息。这让人们的想象力无从发挥，也就弱化了对内在自我和情感的冲击。这也是人们得知伴侣在网络上与人暧昧后，并没有立刻离婚、甚至是只争吵不离婚的原因。

　　身体出轨比精神出轨的危害性更大，因为人们的自我、精神和情感都居住在身体里，或者我们可以说，身体是一个人深层内心的通道、载体和桥梁。在咨询室里，来访者身体的感受从来都是心理咨询师们非常关注的部分。正是基于这样的原因，性的接触才让人们与婚外伴侣更难分离。如果再因此诞下子嗣，还可能终生涉及法律、伦理、财产方面的问题。

　　综上所述，那些声称不在乎丈夫身体出轨的女人，一方面是退而求其次的自我欺骗，另一方面，还可能是她对自己的婚姻关系缺乏权力感，不认为自己有资格独享丈夫的全部，被几千年男尊女卑文化影响得太深的缘故。

私处整形的心理玄机

2015年9月，新闻报道一位34岁的女性，在合法整形医院做私处整形时殒命。逝者已矣，让人唏嘘，但是我们有必要借着这件事，来谈谈当一个人在考虑要不要去做私处整形时，她的内心正在发生什么。理清楚想去做私处整形的真正原因，可能人们就不会只有这一条路可走，人生之路会变得更加宽广，有更多选项。

战争和刑罚开的花

整形手术一开始并不是用于美化，而是专注修补。因为最早需要这种手术的人，是因刑罚而失去鼻子的犯人，和因战争失去身体器官的士兵。

古印度时期比较流行鼻刑，被认为是犯了罪的人——不贞的女人、俘虏、小偷等——都会被割掉鼻子。由于没有鼻子的人数量庞大，慢慢地就有人开始专事为人修补鼻子。在19世纪，英国占领印度之后，这项技术也得以传到英国，有一些外科医生也加入到缺损器官再造的工作中，并且他们的关注范围不只局限于鼻子。在随后的两次世界大战中，很多士兵都因为战争导致身体器官的损伤，严重影响了他们的日常生活。很多外科医生基于人道主义精神，加入到对伤员的畸形修正和器官功能恢复工作中。再加上抗生素和麻醉技术的发明，使得美容整形手术快速发展为一个专门的学科。

直至20世纪五十年代，美容整形手术仍然只是针对器官畸形的矫正进行工作。没有肢体损伤的健康人也成为外科整形医生的病人，大概是从20世纪八十年代开始的。

就医学角度来说，如果没有畸形、外伤等日常生活受到影响的情形，私处整形是没有意义的事。就算是100%成功的手术，也会带来终生的负面影响。以下内容是我在网络上了解的信息：

首先是在神经丰富的阴道内进行手术，在麻醉作用消失后会带来长时间的剧烈痛苦；其次是手术必然会产生疤痕，改变了阴道内的自然形态，可能会严重影响性的快感体验；再次，阴道内的潮湿环境本就容易滋生细菌，而这些细菌大多是"条件致病菌"，那么进行手术的过程中将大大提升阴道感染的概率；最后是一系列的可能并发症，如瘘道、感染、阴道粘连、排尿困难、反复泌尿系感染等等，这些都可能严重影响生活质量，导致终生无法进行性生活。尤其要提到的是，手术是不可逆的，一旦施行了就永远不可能再恢复到最初的状态。

只是看看文字描述，就让人有血淋淋之感，也怪不得整形手术起源于战争和刑罚了。

既然后果如此严重，为什么依然有女人甘愿冒险呢？

阴道的心理意义

生殖器官做为人体最重要的部分，除了承担着排泄和繁殖的生理功能，在心理和哲学层面还有很多象征意义。

阴道是生命的通道。在剖腹产手术被发明之前，每个人都是经由母亲的阴道来到这个世界。现代医学认为，胎儿的头部经过母亲阴道的挤压，可以刺激脑部神经的发育，长大后不易罹患精神类疾病，还能提升运动平衡的能力。做为拥有生命通道的女人，她也需要承担起大自然赋予自身的责任，为自己也为人类族群繁育生命，这是非常神圣的通道。

阴道是与他人进行深切连接的路径。有人说，阴道是通往女性心灵的通道。从男人的视角来看，确实像是这样——男人的阴茎突出体外，而女人的阴道则凹进身体，那么两个人在滚床单时，就像是男人进入了女人。但是同样的图景，如果从女人的视角来看，滚床单却像是女人在牵引男人。如果从人的角度来看，相爱的男女在滚床单时，是经由身体的亲密而创造心灵的连接，而这个连接，大部分时候都是经由阴道来完成的。

不管从什么样的视角来看，男人和女人性器官的结合，都是非常深切而亲密的交流。并且，是一种令人身心震撼的交流。

阴道也是给女人带来强烈快感的器官。极致的快感让女人体会自己的存在，也让她们进入狂喜的世界，尽情享受大自然赋予她们的礼物。这些快感也帮助她们建立稳定的亲密关系。人的大脑对情绪和快乐拥有记忆，它将印记这些快感是与谁相关，并爱上为自己带来快乐的对象。这个过程就像行为主义所说的操作性条件反射，即女人在和爱人滚床单时，被回报了强烈的性快感，并且大脑告诉她，这些快感与爱人相关。因此她就更加愿意和爱人滚床单了，通过这种正向的强化，亲密稳定的情感关系就此建立。

无论对女人自己，还是对整个人类族群，阴道的重要程度都非同一般。所以在没有畸形和外伤的情况下，如果一个人想要通过手术改变它，势必有着深层的心理原因。

私处整形＝自我嫌恶

让我们来看看Q小姐的故事。

Q小姐33岁了，刚刚和前任男友分手不到半年。她想在开始下一段恋爱之前，去做阴道紧缩术。因为前男友总是说她阴道太松，像是生过小孩，滚床单时没有感觉。无论她怎么保证自己此前从未怀孕过，都不能改变男友的想法。

故事如果这样讲起，会觉得稀松平常。但是如果深入了解Q小姐的生活背景，我们会理解她为什么想做私处整形。

Q小姐生活在某四线小城市，因为超过三十岁还没有结婚，她被父母视为奇耻大辱，经常对着她唉声叹气。每次出门也会被邻居们指指点点。再加上不太漂亮，又没什么钱，她觉得自己简直就是生活的失败者。为了能尽快嫁出去，Q小姐已经尽量调低自己的择偶条件，只要有房子和稳定的工作，其他都可以忽略。然而就算是这样，男人们依然各种嫌弃她，要么嫌她太高（她身高174cm），要么嫌她皮肤黑，要么嫌她说话声音太粗。后来好不容易交往了这个男朋友，两个人交往了一年，她满心以为这次差不多是可以结婚了，想不到对方最后竟然以她的阴道不够紧致为由，提出了分手。这件事让Q小姐备受打击，她很讨厌自己的阴道，觉得都是它害自己再次堕入剩女深渊。

但这不过是Q小姐想到私处整形的诱发因素，心理根源和她早年的创伤事件有关。

Q小姐读小学四年级时，母亲工作忙碌顾不上她，就请一位远房亲戚帮忙接她放学，没想到那个亲戚竟强奸了她。事后当她告诉母亲这件事，却招来了一顿痛打，母亲认为她小小年纪不学好，竟然会勾引男人。所以，Q小姐不只讨厌自己的阴道，更讨厌自己这个人，潜意识深处也非常怨恨母亲。

Q小姐的内心图式是：

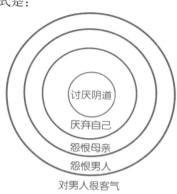

图4-1　潜意识层级图

感受到对阴道的不喜欢，是很容易的，一方面是男友反反复复地抱怨她，另一方面是可以用不喜欢阴道，来代替不喜欢自己的感觉，这可以保护她的自我免于崩溃：只是我的阴道不好，而不是我这个人不好。

如果更进一步的，去感受到对自己的厌弃，甚至更深一些的，感受到对母亲的怨恨，是更加困难的部分。对于很多人来说，承认自己拥有过于强烈的负性感受，就相当于把自己放在坏人的位置，是很可怕的。母亲当年虽然对性伤害事件处理不当，让Q小姐非常伤心，但她在其他方面为Q小姐做了很多牺牲，Q小姐因此觉得没有理由再去责备母亲，否则自己就成了不孝的千古罪人。

但事实上在Q小姐的潜意识里，她恨母亲，也恨那个伤害她的男人。她觉得母亲不负责任，不爱她，不在乎她，也觉得男人外表道貌岸然，心里却龌龊下流。

这些潜藏在黑暗里的感觉，变成不可触碰的痛，也变成情绪的按钮，推动她做出外人难以理解的行为，也为她的生活制造很多麻烦。比如用极度的客气来压抑对男人的怨恨（所以迟迟无法建立关系），用不尊重她的男友来完成对自我的贬低，用阴道紧缩术来表达对母亲（生命通道）的愤怒。

这些做法，除了让Q小姐离她想要的幸福越来越远，还带来更多继发的伤害。那么，正确的路该怎么走，她又该怎么办呢？

一些建议

Q小姐们需要现在开始关注内心的感受，正如上文的阐述，正是潜藏在黑暗里的糟糕的自我感受，促使她想要去做伤害自己的事，而不是她以为的那些表面的理由。

她需要改变的，是心理的感觉，而不是身体的器官。因为手术刀只能改善身体的形态，却无法帮助她学会爱自己。有了爱和被爱的感觉，那么身体所拥有的一切特征，都将成为独特的标志，而不是需要被切割的问题。

不再惧怕情绪，允许任何感受来到自己的身体里，将能够帮助人们更加自我接纳。尝试认识和理解自己的情感，学习与情感的部分在一起，同时承认万事万物的局限性，也承认自己的局限性，是踏上自我成长之路的基础。

在《成长，长成自己》一书里，我为读者们提供了很多心理自助的方法，Q小姐可以尝试用心理自助读物来帮助自己，也可以找心理咨询师一起来做这个工作。

如果你可以开始爱自己，那么全世界都将一起来爱你。

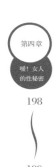

慢热女人是如何炼成的

网友"玫瑰唇膏"发邮件说，她滚床单时比较慢热，但是男友就想横冲直撞，自顾自地爽。经过多次沟通，他们约定每周至少1次跟着她的节奏走，即慢慢地从温柔拥抱开始，有一些甜言蜜语，再加一点轻轻抚摸，慢慢地等她找到滚床单的感觉。本来这个方案也还算折中，但是"玫瑰唇膏"发现每当男友配合她的节奏，她就会感受到一些焦虑的情绪，不由自主地去想男友的感受，担心那会让他不够畅快，其实也很难达到性高潮。

"玫瑰唇膏"的问题很好解决：1）先找机会和男友沟通，把自己的担心说出来；2）慢慢找到理所当然被爱的感觉——我是这么回复邮件的。但她的问题却让我有一个思考：女人在滚床单时为什么慢热，难道仅仅是生理属性吗？

快热女人不正常

在普通大众眼中，"玫瑰唇膏"这样滚床单慢热的女人很正常。因为女人在滚床单时比较慢热，几乎是路人皆知的常识。所以很多教科书都说，滚床单时如果前戏不够，阴道分泌爱液不足，容易导致女人疼痛，时间长了会诱发性冷淡。在经典畅销书《男人来自火星，女人来自金星》里，作者就花了很多篇幅教男人如何唤醒女友的性欲望。

在这样的常识之下，如果有女人竟然滚床单不慢热，那她就会摊上大事儿。

来自2016年的新闻报道。有一对年轻男女通过网络认识后，相聊甚欢，没几天就相约去酒店滚床单。本来是两相情愿的事，姑娘却因为动作太娴熟，也没有什么扭捏（太快热），以至于被对方怀疑是性工作者，男人不但愤而离开，还把房卡拔走以示惩罚。更惨的是，姑娘因为太生气，就报假警声称自己被偷窃，最后被警方拘留了5天，顺带罚了她200元钱。

约个炮而已，先是因未加掩饰的性反应而被侮辱，后又报复不成自己反被罚，更被媒体广泛报道成为别人茶余饭后的谈资。不知道姑娘要花多长时间，才能平复事件带来的心理伤害。

真是滚床单快热引发的惨案。

慢热＝好女人

在我青春期的时候，同学之间流传着这样一句话：女孩的乳房本来是金子，第一个男人摸了之后就变成银子，被第二个男人摸就变成了铜，如果再被第三个男人摸，那么这个乳房就变成破铜烂铁。

那时什么也不懂，竟然把这样的话当作金科玉律。如今回想起来，真是不知道说什么好。不过，从这句话里，可以管中窥豹地看见男权社会对女人的告诫：未婚状态下是否有性生活，可以一票否决你整个人的存在价值。

就算是到了今天的社会，主流的性价值观也依然认为，性保守是获

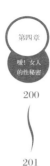

得"好女人"勋章的前提。也就是说，当男人和女人滚床单时，可能会一边享受性欢愉带来的快感，一边暗自观察这个女人的性表现，然后偷偷评估她的道德品性。

他们心里的公式是这样的：

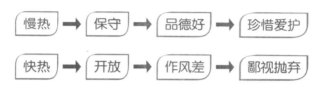

图4-2　慢热和快热心理公式

被教育了千百年的女人们，当然也心知肚明这个公式，为了得到男人的尊重和爱护，为了在婚恋市场上谋个好位置，她们必须竭尽全力表现出慢热的状态，那是比体验性快感重要得多的事。

后天的慢热女人

那么问题就来了。如果说女人滚床单慢热，是为了满足男人的心理期待，以便为自己谋得更多价值。为什么她们慢热的状态和感觉都那么真切，连各项生理指标都慢热呢？

这其实是女人为了适应环境而自我调节的结果。

人适应环境的能力是超强的。也正是这样的能力才帮助人类在地球长久地繁衍生息，直至成为地球的霸主。远古时期的女人曾经是整个人类的社会统治者，而后当她们沦为二等公民，在对自身不利的各种政策、制度和文化限制中，一直好好地活到现在，并且还活得越来越好。所以女人简直是适应界的战斗机。

在漫长的适应过程中，女人们必然会面临心理和情绪上的压力。为了应对这些压力，她们就需要在各个层面——思维、情绪、认知、行为等——进行持续的自我调整，久而久之，各项身体指标就可能发生变化，变化的过程是这样的：

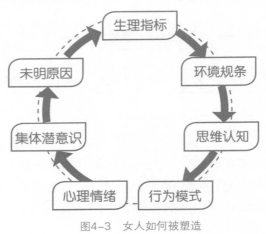

图4-3　女人如何被塑造

如图所示，各种各样的因素都会影响人的生理指标，而生理指标的变化，又反过来印证社会认知的正确性和合理性。

当社会把女人界定为性工具，赋予她们取悦男人的责任，同时又剥夺她们自我依赖的能力，那么为了尽量活得舒适，女人们就要竭尽全力提升自己的性吸引力，让自己变得尽量美一些。于是，经过一代又一代的言传身教和基因进化，女人的皮肤越来越细腻柔滑，毛发变得细密柔软，社会也以这样的女性特征为美，认为女人就应该天生丽质。

但这并不是正常现象，在动物世界，想办法变漂亮的一方总是雄性，而人类世界却相反。原因正是人类已经摆脱生物本能的控制，有了自主意识，这让人类有了极大的可塑性。社会环境、心理情绪、思维认知、行为模式和集体潜意识等因素，无时无刻都在影响着人的生理指标，推动他们成为社会希望的样子。

在女人滚床单慢热的问题上，也和她们外表的进化过程有类似之处。首先是男人希望女人慢热，天天宣传慢热的好处和快热的坏处。为了得到更好的生活，女人们就得努力调整自己，以便让自己看起来更慢热。久而久之，她们在滚床单时真的变成了慢热型，而这样的特点，又能反过来证明男人的正确性：好女人就是慢热的。

一个皆大欢喜的局面就这样诞生了。

获益于慢热的女人

有一项调查数据显示，超过70%的女性对性爱的期待，很大一部分是来自伴侣在前戏中的拥抱和爱抚。这其中又有40%的女性表示，滚床单之前的前戏环节可以决定她们随后是否能得到性高潮。

简单来说，参与该项调查的女人们认为，有前戏（被男人服务）比直接滚床单更重要，更能让她们愉悦。

这一点也不令人费解。

首先，浪漫的氛围终究是令人身心愉悦的，这不但可以让女人更容易放松，也有利于感受浓情蜜意；其次，通过前戏来慢慢加热，除了能符合社会的形象期待，塑造"淑女"的自我形象，还可以理所当然地享受爱人的温柔服务，感觉还是不错的；最后，通过被男人温柔以待，来确认被爱、被关注和被重视的感受，可以提升女人的自尊感，对身心健康大有裨益。

不得不说，万事万物自有其内在规律。男人希望女人滚床单时表现慢热，以便让他们体验到性的控制感，那么他们就要为此付出代价，即必须为女人服务前戏，否则就无法得到共赴鱼水的好爱人。

越爱自己越快热

并不是所有的女人都滚床单慢热。

爱情关系足够亲密稳定，能从爱人那里感受到更多尊重和爱意的女性，滚床单时就更容易快热。也就是说，被爱人真诚鼓励快热的女性，就会变得快热起来。那意味着女人在滚床单时的发热速度，和她们的年龄呈正比，即越年轻的女人就越慢热，反之则越快热。

这可能和人们的想象很有出入。社会学家的研究发现，女性的年龄越大，对自己的感觉就会越好，越不容易受制于社会文化的制约。那让她们在滚床单时越容易跟随自己的内心感觉，所以能够很快被性唤起。这也是"三十如狼，四十似虎"说法的来源。

无论女人处在什么样的年龄阶段，都可以尝试去理解自己，提升自尊感和内在力量，找到属于自己的评价体系，而不是依赖环境的标准去生活。当女人对自己有更多接纳度，发自内心地对自己充满喜爱之情，在滚床单时就能更放松和投入，也更能从自身的需要和感受出发，忘记伴侣的眼光、文化倾向、社会期待等因素。

这样的心理状态，将让她们更容易得到伴侣的尊重，有更多机会缔结幸福满足的两性关系，而这样的关系，又能反过来更好地哺育女性的内心力量，促进自我的完善。

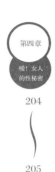
"经期综合症"是心理问题

E小姐经常在月经期里各种感觉不舒服。除了小腹和乳房疼痛，心情也会异常烦躁，总有种说不出的难受。在那几天里，她的情绪会很不稳定，可能一点点事情就发怒，生气完了又会被有气无力的感觉缠上，做什么事都打不起精神来。在这种情况下还要提起精神去上班，也是挺折磨的。但是只要想到这一系列的难受，只要忍耐几天就能过去，她就觉得还是能挺一挺。

关于"经期综合症"

在医学上，E小姐被认为是患上了"经期综合症"。即在月经期或者经期前后，表现在身体上的综合症状。主要是头痛、乳房胀痛、疲劳、紧张、全身乏力、精神压抑或易怒、烦躁、失眠、盆腔沉重感、腹痛、水肿等症状。医学界暂时对这些症状爱莫能助，所以E小姐们如果太难受了，就只能服用针对症状缓解的药剂。这当然不是长久之计，因为长此以往也担心会有副作用。

有人认为，女人在生理期时，体内激素的变化就是会导致痛经和情绪起伏，属于正常现象。但这不过是自我安慰的方法罢了，心理学把这个方法叫做"合理化","合理化"可以帮助人们接受那些无力改变的现实。如果痛经被认为是正常现象,那么人们就不必为它焦虑,也无需再去寻找解决方案,同时这种疼痛也变得容易忍受一些。比如被丈夫家暴的女人,如果认为自己确实犯了大错,应该受到惩罚,或者在思想上认为女人就是应该被丈夫打,这将一定程度上帮助她提高忍耐这段婚姻的能力。

"经期综合症"让女人痛苦不堪,即便没有生理上的疼痛,女人们也普遍不喜欢这每个月都不请自来的朋友。所以她们给月经取了很多别名,其中一个名字就叫做"倒霉"。"倒霉"这个词,充分反映了女人对月经的态度和情感:不喜欢,无奈,甚至是沮丧。因为月经以定期拜访的方式,无声地提醒着女人们的生物属性,以及附加在生物属性上的性、身份、权力、关系等方面的困扰——重男轻女、二等公民、职场歧视、性骚扰等等。

所以,与其说女人们不喜欢月经,还不如说是她们不喜欢附着在月经上的代表性别失衡的因素。从这个角度来说,女人们的痛经有着很多心理学意义。

"经期综合症"是情绪病

在我撰写本节的过程中,刚好看到这样一则新闻报道:澳大利亚已经研发出让女性一年只来三次月经的药物,据说这种药物不会损伤女性的生育能力,长期服用还有避孕的效果。

暂且不论这个药物是否有副作用,但它的横空出世让我们知道,随着妇科内分泌学科的发展,把女人的月经变成"季经"甚至"年经"已经有了可能。但如果真的这样做,就无异于把女人的一部分性别特征抹杀掉，把她们从生理上变得趋向男性。女人们一直被鼓励向男性学习，无论是行为、思维还是在穿衣风格上，相当一部分中产阶层、受过良好教育的女性，正在逐渐失去她们本身的个性特点，而只是在无意识中模仿或靠近社会塑造的男性形象。如果再把月经这个女人特有的生理特点去掉，真不知道未来她们会走向哪里。

结合心理学的最新研究，再从上述新闻来看，令万千女性困扰的"经期综合症"，并不是正常的生理现象，而是心理和情绪问题所引发的身体病症。也就是说，"经期综合症"是心身疾病的一种。社会、文化、基因、家庭和个体的因素互相影响，使得一部分女性在潜意识深处抗拒自己的性别身份，她们也许愤怒于自己竟然身为女性，怨恨于自己的身体（因为它每个月都带来"你是女性"的声音），所以每个月都要让自己的身体疼痛一次，用这样的方式表达自己和自己的内在感受。

"经期综合症"的心理形成

我们可以把人看作一个构造精密的系统，在系统之内，有身体、精神、思想、情绪四个部分，四者之间互相依存，彼此影响：

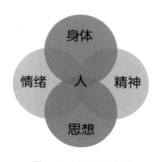

图4-4　人的构成图

它们就像是果树和土壤、环境、水的关系，当果树生病出现枯枝败叶的情况，我们除了要关注到果树的症状，还必须要检查与它密切相关的土壤、环境和水分，然后进行综合治理和调整，才可能让果树重新焕发生机。然而人们在面对身体出现的病症时，却无法像对待果树那样客观理性，因为精神、思想和情绪无法被看见，也很难被检测，对于这些虚无缥缈的东西，大部分人都是充满恐惧的。所以，当人们因抑郁焦虑情绪导致头疼失眠时，会宁可选择去脑外科做CT，也不愿意到精神或心理科去看看。

无论人们是否愿意正视，精神、思想和情绪对身体的影响都是深远的。当身体出现病症时，另外的三个部分也必然存在不妥。也就是说，当E小姐的身体出现腹部和乳房疼痛的症状时，她精神、思想和情绪的部分也会对此有强烈的影响。所以毋庸置疑的是，"经期综合症"患者势必伴随着情绪方面的困扰，就像E小姐体验到的那样。

那些无法用言语表达的——精神、思想和情绪——人们都可能会调动身体的能量来帮忙。从这个角度来说，无论"经期综合症"还是其他的身体病症（尤其是慢性病或不明原因的病症），都可能是人们的潜意识在推动着身体为自己辛苦的状态努力呐喊。就像当果树发觉土壤、环境或水出现问题，非但不能再为它提供滋养，还反而会对自己造成伤害，就必然要用枯萎或断枝向园艺工人发出求助信号一样。

人们为什么更愿意认同"经期综合症"，而忽略精神、情绪和思想上的问题呢？

因为抑郁和焦虑的情绪经常是弥散性的，有时候甚至都难以用语言表达清楚，而无法言说本身又会进一步带来心理上的失控感。那么这个时候，如果把这种"不舒服"的感觉归因到"经期综合症"，就可以起到减轻心理压力，重获控制感的效果。那种感觉就像："啊哈！我知道我怎么了！"

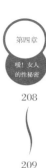

那意味着，如果男人发现自己情绪波动，就会归因于生活困境和心理压力；而女人们却可以拿月经期做为挡箭牌，一个"经期综合症"的命名就能够大大缓解莫名的焦虑。嗯，每个月都有那么几天不方便的女人，还是有一些好处的。

一些建议

首先是女人们需要在思想上认识到，"经期综合症"并不是正常的生理现象，而是精神、情绪和思想在身体上的表现。有了这样的认知基础，再开始去了解自己，并探索内在的原因，尤其是关注导致情绪波动的原因。情绪感受里往往隐藏着大量的智慧资源，可以帮助我们靠近自己的内心，和自己的需要在一起。

其次，除了寻找情绪波动的原因，之后慢慢化解那个原因，还可以多做身体的运动，比如瑜伽、跳舞、游泳、慢跑等。基于身体和情绪同属一个系统的原理，从身体运动开始入手也不失为疏解情绪的好方案。这样坚持一段时间，久而久之，当你越来越体验到内心的力量，以及精神和思想的自由，身体自然也会跟着变得轻盈，不再那么容易生病了。并且你必将发现这样的努力也会对人际关系产生良好的影响，因为我们和他人的关系，其实也是一个系统，只要我们自身发生了好的改变，关系自然也会变得越来越好。

最后，女人们把月经唤做"倒霉"，也不是正确的对待月经的态度。女性要学着重新认识自己，真正接受自己，接受所有不可改变的部分：社会、家庭、女性身份和生理特点等等，然后在这个基础上，不断确认自我的存在感，发展定义自己的能力，而非一味地跟着社会的期待去塑造自己。

　　女人们还需要承认，在两性平等的领域里，这个社会确实还有很大的提升和进步空间，但那有赖于所有人共同的努力，起码如今已经比我们的母亲和祖母们生活的时代好太多倍，我们可以继续积极地去创造和发展，以便让我们的女儿和孙女能享受到比我们更宽松和平等的社会环境。

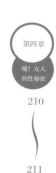
女人慕色更幸福

电影《夏洛特烦恼》的开场，主人公借着醉意大闹梦中女神的婚礼。女神美艳绝伦地站在人群中央，旁边站着她那大腹便便样貌丑陋的丈夫。

这固然是为了戏剧化所设置的剧情，但现实生活里也并不少见这样的组合。在我们身边，无论男人处在什么样的社会阶层，也无论自身的外表帅气还是丑陋，都希望能娶到尽量漂亮的妻子。女人却被（自）认为更在乎丈夫的能力和物质基础，而对他们的外表无甚要求。

所以人们通常都认为，"好色"这样的词是专属于男人的，和女人这个性别完全不沾边。

但实际情况当然不是这样。

女人当然好色

在相亲节目里，只要男嘉宾的外表高大帅气，基本上都会24个女生齐齐亮灯示爱，甚至还可能有女生直接爆灯，以表达自己的追求决心。而那些身材矮小相貌平平的男嘉宾，哪怕资料里介绍他物质条件优越，还是很大可能在第一轮就被部分女嘉宾灭灯。所以毋庸置疑的，女人在择偶时当然会看重对方的外表。

而韩国电视剧风靡中国市场的原因，除了他们的故事和制作投了女人所好，最大的吸引力还是男主角都非常帅气，这才有了极具情色画面感的网络词语——"舔屏"。还有一些国内的男明星，演戏不好唱歌不行也没有特别的才能，但是只要有一张帅气的脸，就能火遍大江南北。

尤其值得我们关注的现象是，最近这些年"姐弟恋"越来越多，很多当红女明星都嫁给了比自己年轻很多的丈夫，而这些丈夫们无一例外都帅气十足。当社会文化稍微给女性一点点自由的空间，她们喜欢漂亮男人的本色就暴露无遗。

女人当然喜欢帅哥，就像男人喜欢美女一样，这是无需争辩的事实。但是为什么女人却给我们留下不好色，只好才和财的印象呢？

为何女人被误解？

首先是两性关系发展的历史渊源。自从人类社会的经济更加发达，男人开始占据控制和管理权以后，女人的地位一落千丈，她们变成了可以用来买卖的商品。如果家里难以为继，就可以嫁一个女儿，以便换回一些钱财。

如今年轻人结婚时，动辄数万乃至更大金额的彩礼，就是原始社会的"买卖婚"遗风。在我国的农村地区，一个女人在出嫁时得到多少彩礼，是邻人评估她有多可爱的重要依据，也是评估她的父母是否有能力的参照。2016年的一则新闻报道说，一位在北京打工的小伙子和女朋友相恋后，到了谈婚论嫁的时候，未来岳父希望他能给十万元彩礼。小伙子去提亲时却只带了四万元，结果他被禁止再见到女朋友，而且还被丢在前不着村后不着店的高速公路上。

在父权制依然主控社会的今天，女人没有太多自我选择的空间。

如果故事中的女孩不要彩礼，坚持跟着男朋友走，就要顶着背叛家族的巨大压力。对于性格柔弱的女孩来说，彻底失去家庭的庇护，还是蛮可怕的事情。可是如果她听命于父母，没有足够多的彩礼就不出嫁，就会被男人认为是拜金，人品不好，没有真爱，缺乏自我，以及不在乎男人的长相和品格。

其次，社会环境和集体潜意识的双重影响，让女人在经济上处于弱势地位。

科学家发现，女人主要负责做饭和缝纫，但是厉害的厨师和服装设计师却大多是男性。于是就有人解释说，因为男人的智商呈现两极化，聪明的非常聪明，傻的非常傻，而女人的智商则比较平均，太聪明的女人不太多，但太傻的也不常见。

提出这样观点的人一定是男性。因为如果社会认同了这样的解释，就会忽略男性占有更多社会资源，得到更好更多的教育机会，在家庭经营上投入较少等现实因素。

在我看来，优秀的男人比女人多这种现象，和智商排列没有一毛钱关系。实质的原因除了上述因素，更重要的是女人要负责照顾家庭和孩子，因此大大缩减对职业发展的投入，所以要成为优秀的厨师和服装设计师，她们就要很大程度上透支自己，还必须得到丈夫和家人的支持，否则就唯有成为被歧视的"女强人"。

由于女人在生育孩子以后，在至少1年~15年里都必须以家庭和孩子为中心，如果找到有一定经济能力的男人结婚，自然可以保证自己和孩子的生活质量。这是女人在择偶时更关注男人的物质基础的原因，这样的需要，无形中就塑造了女人只爱钱不爱色的社会形象。

随着社会价值的多元化，女性的发展空间越来越广阔，也有越来越多的男性意识到两性平等的重要性。当宗族、舆论、金钱、孩子等因素不再具备将人们留在婚姻里的功能，当爱情变成维系婚姻家庭的重要纽带，当女性的经济能力越来越强，自我意识也慢慢觉醒，日渐独立，她们好色的一面必然就会显现出来——比如相亲节目里为帅哥亮灯和爆灯的女人。

在这个新旧交替，思潮奔涌的时代，那些抢先好色的女人，必然是洞悉了社会真相，对自己也有一定的了解的智慧女人。

女人越色越幸福

好色的女人当然喜欢帅男人——否则怎么叫好色呢——就像好色的男人也喜欢美女一样。

和男人好色不同的是，女人不会把男人当作性工具，所以她们的好色不止是性欲望，而是怀揣长久稳定滚床单的愿望的好色。那意味着越好色的女人，就可能获得幸福的婚姻。因为科学研究告诉我们，越帅的男人，智商就越高，对婚姻的忠诚度也越高。

伦敦政治经济学院进化心理学家的最新研究发现，外表漂亮的孩子比同龄人的智商平均高出12.4，与之相对应的是，对婚姻忠诚的男性平均智商是103，不忠诚的男性平均智商是97。

无独有偶，美国和意大利的心理学们也发现，发生在成长过程中的苦难，将很大程度上影响神经系统的发育，也导致情绪和心理方面的缺陷，而这些缺陷会影响智商的整体表现，当然也会影响容貌的美观——想想那些小时候很漂亮，长大后却一副路人模样的童星们。因为人脸的对称性和成长过程中经受的苦难——现实的和心理的——呈反比，即经受的苦难越多，脸型就越不对称，反之则脸型就越对称——我们知道的，脸型越对称人就越漂亮。

两个研究成果放在一起，我们可以得出这样的结论：

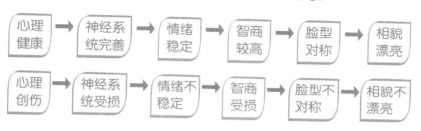

图4-5 心理状态、智商和容貌关联图

关于情绪不稳定和智商受损之间的关系，读者只须简单回想，当你情绪焦虑紧张的时候，是否严重影响原本熟练的某些技能，当你情绪激动的时候，是否无法清晰表达自己的想法。

所以，这个结论适用所有人，无论性别。

男人们听凭爱美的天性，会为自己做出最优的选择，女人们却由于各方面的原因，在择偶时倾向于只要物质稳定，其他一概顾不得。写到这里我想起某天看到一则娱乐新闻，内容是陆毅夫妇带着孩子在日本度假。新闻本身没有什么特别，引起我注意的是后面一则网民评论：为啥长得帅的男人都那么顾家，出轨的都长得那么磕碜，难道是心理不平衡？

如果能见到那位网民，我可能会告诉他，长得帅的男人比较顾家，不是因为他品德好，而是在成长过程中较少遭受创伤，这让他情绪稳定，心理富足，所以不需要通过女人来找自信，也无需随便拉一段短暂的关系填补内心缺失。仅此而已。

好色是一种能力

香港电影里常出现的女教导主任，多穿着严肃的西装套裙，内扣的一丝不乱的短发，带着黑框眼镜，说起话来一副尖酸刻薄的样子。然而镜头一转，当她们想要勾引帅气的男主人公时，就会画风突变地穿着暴露的吊带背心，嘴唇抹得猩红，嗲声嗲气地说话，恨不得直接就去滚床单，从性冷淡变成了欲女和色女。

虽然电影表现得很夸张，但是艺术来源于生活。在我们身边，确实有一些女人会用古板的外表掩饰自己的性冲动，用性无知来彰显自己的高尚情操。我想，一方面她们需要理解自己为何不能好色，另一方面她们也需要意识到，这个时代已经不再要求女人对性无知，而是期待女人可以完整地做自己真实的样子。

最后来谈谈如何变漂亮，如何提升智商的话题，相信读者也一定对此感兴趣。

前文中谈到的公式，可能让有些读者感到不适，因为那似乎有外貌歧视的嫌疑。所以幸好这是科学家和心理学家的研究，而不是我个人的言论。但是做为心理咨询师，我可以肯定地说，通过长期稳定的心理治疗，在安全而有包纳性的咨询关系里，人们将激活成长过程中的创伤体验。而这些被激活的体验，将成为心理咨询工作的材料，让人们得以重新回到当年创伤发生的心理空间，去修复受损的神经系统，让情绪逐渐变得平和稳定，内心也恢复生机和力量。差不多一年以后人们就会发现，自己在不知不觉中变漂亮了，工作和生活表现都更加卓越——也可以说是智商得到提升。

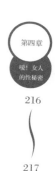

乳房尺寸的心理分析

"又又"已经18周岁了，但乳房还像没发育似的，刚刚够得上A罩杯。虽然网络上有很多晒平胸的照片，还有文章在谈小乳房的好处，诸如冬天可以不穿胸罩，不容易下垂，穿衣服更显气质之类，但她依然为了自己的乳房而自卑，恋爱都不敢谈，生怕未来男友知道自己天天穿海绵胸罩，会离她而去。

聪明的读者可能已经意识到，让"又又"自卑的并不是小乳房，而是其他更深的原因。除了要更深地理解自己，她还需要明白，做为一个中国女孩，想要拥有大乳房并不太容易，因为中国女性的乳房平均尺寸就是A罩杯。

乳房大小无关人种

谷歌targetmap发布了一张世界各国女性乳房大小的地图。乳房地图显示，俄罗斯女性的乳房平均罩杯大于D，美国女性的乳房尺寸排行第二，巴西第三，而中国和一些亚洲、非洲国家的女性，乳房罩杯平均尺寸是A。

医学界把中国女性的小乳房归因为人种属性。他们认为黄种人的体型偏小，饮食上又以谷物为主，这导致女性的乳房腺体组织较多，而脂肪相对较少，那么娇小的乳房就是必然了。

可是，如果说亚洲女性乳房小，是人种和饮食结构的原因，还算是有些说服力。但非洲女性大多体型健硕，臀部浑圆，她们的乳房竟然也以A罩杯为主，这人种差异的理论就有些说不过去了。更值得关注的是，欧美女性也并非一开始就是大乳房，起码在文艺复兴时期的画作里，女性人物的乳房大多都比较精巧。有报道称，美国女性乳房的平均大小从34B增加到36C，是近现代女性经过两代人的发展，才逐渐呈现出的状态。那意味着，不同历史时期女性乳房罩杯尺寸的变化，为乳房罩杯和性心理的关联提供了基础。

乳房与自我

乳房的大小和社会文化对性的态度，以及女性对自身性别身份的态度息息相关。

就乳房地图来看，A罩杯多分布在亚洲和非洲国家，而这些地区有着明显的重男轻女现象，也普遍存在压抑甚至是剥夺女性性权力的倾向。联合国印度人权工作组发布的《2012年状况报告》指出，每1个小时就有2名印度女性被强奸，每6个小时就有1名印度已婚女性被打死；比印度更残酷的，还有非洲某些地区针对女性的血淋淋的"割礼"；其他亚洲国家的女性比印度和非洲女性的待遇好一些，但是日本和韩国女性如果选择结婚，就意味着同意离开职场，放弃自力更生的权力；泰国、缅甸、老挝等国的贫困阶层女性经常被当作商品买来卖去；中国女性的社会地位在全亚洲来说都算比较高的，但我们不能忽视中国三千万剩男现象的根本原因，是同等数量的女婴没有机会来到这个世界，更不能忽视中国女性一旦离婚，就意味着跌入贫困的社会现实。

我不了解其他亚洲和非洲国家的情况，起码是在中国，社会始终鼓励女性向男性看齐，从几十年前的"铁姑娘"，到如今的"女汉子"，网络上各种"就像穿了男朋友的衬衫"的穿衣教程，还有中国无数名叫"赛男""亚男""如男"的女性。我想，这样的现象一方面是男权管理者优越感的体现（男人的标准就是好标准），另一方面，何尝不是女性帮助自己在社会上求生存的方式呢？比如女公务员如果在形象上过于突出女性气质，她的工作能力就很难得到认可。在这种情况下，做为女性特质代言者的大乳房，非但会成为她们实现自我价值的障碍，还可能会带来危险——强奸、性骚扰等。

哺乳器官or性器官

因为，在人类社会的文化里，乳房首先被定义为性器官，其次才是哺乳器官。2015年，一则妈妈在地铁上哺乳的照片曾经疯传社交媒体，发照片者指责她不该在公共场合裸露性器官，是有伤风化的行为。反对者则提出，母亲给婴儿哺乳是自然的母爱表现，应该要鼓励支持。这场风波争论的焦点，表面看来是关于乳房的功能界定——哺乳器官还是性器官——但实质上却是女性身体的定义权之争。简而言之，女人的身体是什么属性，她们要如何使用自己的身体，到底该由谁说了算。

英国人类学家戴斯蒙·莫里斯说："……其他灵长类动物没有圆形乳房，也依然可以哺乳，何况其他灵长类动物的乳房只有在哺乳期间才鼓出，而人类的女性却在发育成熟后即一直有此特征。因此，乳房应该是性器官，而非哺乳器官。"性学家们也倾向于认同这个观点，因为从因果关系上来看，女人哪怕不需要哺乳时，乳房也会鼓鼓囊囊，在哺乳结束时，更不会像动物那样缩回去。这确实也验证了"乳房是性器官，附带哺乳功能"的假设。

为了谈论下面的观点，不得不再次提起"社会学关注现象，心理学关注本质"这句话。在《慢热女人是如何炼成的》一节中，我详细论述了女人滚床单慢热的特性如何被塑造。那个影响过程图，在乳房的罩杯问题上，也同样适用。

女人的乳房之所以会变成性器官，是因为社会的控制者——男人——需要它是性器官。

在非洲的某些部落——如南非的祖鲁族——少女们都是天然地裸露上半身，只要穿着漂亮的短裙即可。可是一旦订婚，就要定制特别的上衣来遮盖乳房，以表示尊重未来的丈夫。及至结婚以后，连全身都要用衣物盖住，有些女性会开始穿着胸罩。这样的变化似乎在说，一旦女人结婚了，她的身体就会变成丈夫的财产，是一个不允许别人看见的禁忌，是需要被管理的。

胸罩的作用更多是标识女人的归属权，而非大部分女人都被教育的可以防止乳房下垂。

胸罩导致下垂

一项法国的研究表明，胸罩并不能预防下垂，相反，胸罩的支撑作用会促进乳房的松弛。这个研究的主持者是法国贝桑松教学医院的教授Jean-Denis Houillon，他从1997年开始对320位女性进行不穿胸罩的乳房演变进行研究。历时15年的跟踪测试表明，佩戴了胸罩的组别，在医学生理和解剖学上，乳房并没有因胸罩的支撑而被拉紧，反而是那些连续15年都没有戴胸罩的女性，乳头与肩膀的距离平均每年增加了7毫米。

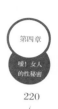

也就是说，后者的乳房随着时间的推移越来越坚挺了。

从解剖学上来看，乳房由脂肪、脂膜、乳房小叶、乳腺等组成，只有乳晕和乳头的位置有一点肌肉组织。让乳房呈现坚挺状态的关键因素，是皮肤、韧带、结缔组织和肌肉的拉伸力，而这个部分是用进废退的。如果乳房的重力被胸罩承担了，那么韧带们就无处发挥作用，时间长了就会变薄萎缩，反而让乳房更容易下垂。

但是最近的一百年来，全世界大部分女人都在反其道而行之，这一方面固然有商家牟利的需要，但同时也是古代女人做为性载体的文化余温。因为女人佩戴胸罩之后，乳房会显得更大，身体的曲线也更美，和男性较为平直的身体形成鲜明对比。所以某种程度来说，胸罩和非洲原住民的阴茎套有异曲同工之处——本来要遮盖，实际上却有突出的效果，使得性的特点更加被强调了。

事实上佩戴胸罩的感觉是非常不舒服的（尤其是炎热的夏天），那些有集中乳房效果的胸罩更可能导致女性患上各种乳腺疾病，严重的还会引发乳腺癌。

说了一大堆之后，还是让我们回到罩杯里隐含的心理学上。

乳房 = 性自我

正如前文所述，当社会环境对女人的身体和性没有那么多束缚时，女人的乳房罩杯就会偏大（欧美女性），反之则偏小（亚非女性）。那意味着女性的乳房罩杯，取决于社会文化对女人的性的倾向性：当社会鼓励女人享受自己的性，并在社会规则里给她们的性别留出位置，那么乳房做为女性的象征，就会得到"蓬勃发展"。如果相反，女人的乳房自然就会需要变得小一些，以帮助自己在社会生活里尽量过得容易一些。

那些胸前平平的女性，在潜意识深处多少都有些排斥自己的女性身份，而这确实起到了自我保护的功能，比如她们可以避免被讥讽为"胸大无脑"。我至今记得在读书时，班里一位E罩杯的女生经常被嘲弄讥笑，有男生想尽一切办法追求她，在和她成功滚床单之后，到处宣扬她的乳房多么丑陋难看。千百年来男性对女人的性的矛盾心情，在这件事上被暴露得淋漓尽致，却让一位无辜的女孩——仅仅因为她的女性特质太明显——沦为牺牲品，留下终生的心理阴影。

最后，随着社会价值观的多元，人们观念的解放，社会管理机制的优化，再加上三千万剩男的社会问题，中国社会可能在看得到的未来鼓励性自由和性解放——出生于1990年之后的女性群体已经开始接受这样的观念——那意味着中国女性的乳房也会逐渐大起来。

这算是女人的春天吗？抑或是男人的春天？我不知道。

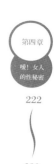

"风骚"为何特指女人？

年轻人在互相开玩笑时，偶尔会以戏谑的口吻说一个男人的衣着或举止很风骚。但大部分时候，当人们在说起"风骚"这个词时，通常还是特指放荡轻佻的女人。谈起风骚的女人，男人总是混合着暧昧向往又玩味嘲弄的复杂情感，而女人呢？却大多带着强烈的厌恨和鄙夷的意味。

现代社会里的"风骚"一词，不但特指刻意放大的性张力，还充满了强烈的贬低意味。但是在古代，风和骚却是极其高雅的字眼。

风、骚和风骚

"风骚"原本并不是一个词语，而是《诗经·国风》和《楚辞·离骚》的并称。风，即歌谣；骚，即忧愁。这两部作品被认为是中国文学和诗歌的源头，所以"风骚"并用时，除了可以指代文学和诗歌，也用于形容在文艺创作领域非常卓越的人士，如"江山代有人才出，各领风骚数百年"的诗句，就是在说每个时代都有卓越的人才，有能力以富有创造性的诗篇引领当代文学。

曹雪芹在文学巨著《红楼梦》里，也曾用"风骚"来形容王熙凤。

他写道:"两弯柳叶吊梢眉,身量苗条,体格风骚。"很多人认为曹雪芹是在说她身材窈窕,体态美好,但事实上此处用到这个词,还有更深的内涵。

被贾母称为"泼皮破落户儿"的王熙凤,父亲早亡,家族败落,所以从小就是混着长大。由于长期寄人篱下,她练就了一身察言观色、左右逢源、见风使舵的本事,同时也失去了大家闺秀应有的风范。在讲究礼仪的封建社会,坐姿站相都不甚规整的王熙凤,确实会显得很"风骚"。因为在另一个语境里,"风骚"也是风疹、疥疮这种会导致皮肤瘙痒的疾病名字,当人感受到皮肤瘙痒时,一边伸手抓挠,一边挤眉弄眼,看起来极不庄重,有失礼仪。

综上所述,王熙凤被形容为"风骚",其实是曹雪芹在暗示她的出身并不高贵。更值得一提的是,"风骚"开始和滚床单挂钩,并且专用于女性,就是发端于明清时期,即《红楼梦》的成书时间。所以此处的"风骚"也有性感的意味。

在整个大观园里,唯有王熙凤才当得起性感。正是因为缺乏父母的管教,使她没有机会被封建礼教塑造,这才让她那么生动而富有活力。而性感这种东西,必须在原始力量的推动下才能被激发。

从大雅到大俗的风骚

宋朝灭亡之后,中国经历了近一百年的少数民族统治,这让中国人和中国社会有很多动荡,但同时却也给中国文化注入了一股原始的力量。

首先是粗犷的少数民族文化,摒弃了礼教的约束,在爱情诗歌和故事的描写上大胆而直白,"牡丹花下死,做鬼也风流"这样石破天惊的诗句就诞生在那个时候。

其次，元朝统治者对人的等级划分，阻断了汉族文人的阶层上升通道，尤其是儒家学说的式微，让当时的文人有一种自我价值上的覆灭感，类似"王图霸业成何用""盖世功名总是空"的诗句比比皆是。拥抱高雅的诗词歌赋非但不能实现抱负，还反而变成一种对自我的嘲讽，在现实的逼迫之下，他们终归是需要悲壮地转型了。

最后，元曲以俗语和口语化为主，有着雅俗共赏的特点，连不认识字的中下阶层人士也很容易理解和掌握，当他们成为元曲的消费主体，受过高等教育的士大夫们为了谋取生存，都开始转行写杂剧和散曲。在这种情况下，鄙视高雅而拥抱庸俗，一方面成为士大夫们的谋生之道，另一方面也成为心灵上自我放逐的方式。

甚至某种程度上，把高雅的风和骚踩在脚下，再用力地拧碾几下，还可以发泄文人们对"不中用"的文学传统的愤怒和鄙弃。因为宋朝皇帝强调文治而轻视武功，所以面对元朝统治者的铁蹄侵犯，他们毫无招架之力，而只能束手就擒。对于当时的普通士人来说，这无疑颠覆了对强大父母的理想化想象：哦，原来你的文学不堪一击，原来我们赖以为生的文学那么虚幻。

在这样的社会和文化背景下，"风骚"一词完成了从大雅到大俗的转变。通俗小说中在描绘男欢女爱的场面时，开始用"风骚"来形容姿容卖弄和香艳情爱。

风骚和女人

值得一提的是，"风骚"在诞生之初，原本是不分男女老少，涵盖所有与性相关的画面和故事。比如冯梦龙在《醒世恒言》里的描写：

"那老儿虽然风骚，到底老人家，只好虚应故事"。

为什么到了近现代，"风骚"就开始特指女性了呢？

首先是因为女人更多被男人视作性的对象，或者换句话说，当男人看女人时，更多是从性的角度去看待她，而不是从思想、精神、个人价值的角度。在我们的校友聚会上，当年的豆蔻年华已然被斑白鬓角所取代，然而当男同学想要赞美女同学时，却仍然关注她们的外表，诸如"你当年是大美女""你还是年轻漂亮"之类。他们认为赞美女同学的性吸引力，就是给她最高的褒奖，事业成就却不能代表她们的价值。

其次，"风骚"特指女人的另一个原因，是"骚"和"臊"同音。在很多人的理解里，"骚味儿"几乎就等同于"臊味儿"，这样的语音迁移，让"风骚"从动词变成了形容词。所以才有了"狐狸精"这样的词语，因为狐狸就是一种自带腥臊味儿的动物。

一个身体散发着腥臊味的女性，会让男人心神向往，那是她打开身心迎接爱人的标志——怪不得拿破仑写信给凯瑟琳，叫她不要洗澡等着他。因为当人在性欲勃发之时，身体会分泌有助于性活动的分泌物，这些体液天然散发动物性特点的腥臊（骚）味。在滚床单时，女性的身体分泌物越多，就意味着她的性感觉也越敏感强烈。

各种各样的成人片和情色文学，都会着意刻画女性在性亢奋时体液分泌的瞬间，因为那会给男人带来强烈的性刺激。女人在床单之上的满足和愉悦，会激发男性更高的性投入度，还能让男人在心理上体验到自我效能感。这也是男人在性活动中，非常关注女人有没有性高潮的心理原因，因为那会让他体验到"是我带给她快乐"或"她喜欢我，所以享受和我在一起"的感觉。

最后，到了近现代，人们对男人和女人的刻板印象愈加固化。男人应该怎样，女人应该怎样的规定更加严格。在人们约定俗成的想象里，

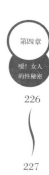

女人才会嗲嗲地说话，女人才能身体扭着走路，只有女人才可以展现性感的一面——因为，只有女人才负有取悦性对象的义务，而男人则无需这样做。

于是乎，风骚就成了女人的专属用语。

风骚和纠结

正如我们都知道的，如今的"风骚"更多被定性为贬义词。

自从文人们把"风骚"从神坛上拽下来，就再也无法恢复它高贵的血统。从最初用以形容不够端庄稳重的搔首弄姿，到后来特指女人刻意虚张的性吸引力，再到如今的几乎与"下贱""轻浮"同等地位，就像《红楼梦》里的王熙凤一样，"风骚"一词也是个命运多舛的破落户。

从心理学的角度来看，"风骚"后来沦落到与"下贱""轻浮"为伍，只是暗含着男人对女人的矛盾心理，尤其是对那些极具性吸引力的女性。

男人们不可遏制地感受到自己对"风骚"女的喜爱，却又害怕自己的喜爱会被利用，被女人控制和主宰，以至于失去自己的优势地位。男人们赞叹和享受着女性超强性能力所带来的愉悦和满足，同时却害怕一旦自己无法满足她，就会遭遇背叛和抛弃；男人渴望和风骚女人滚床单，同时却害怕自己会被冠以好色的名号——哪怕是到了今天的社会，这依然会带来严重的后果。

现在，让我们复习一下"反向形成"的心理机制：如果人们有一些意识里不能接受的欲望和冲动，就会把它转化成相反的比较容易接受的行为。就目前来说，主流社会价值观仍然提倡禁欲，如果一个男人被认为好色，可算是对他个人价值的最大攻击。那么对于男人们来说，承认自己喜欢"风骚"的女人，无异于把自己放在危险的随时可能失控的处境里，轻则影响个人品牌，重则损失事业前程。在这种情况下，他们当然要公开表达对"风骚"女人的鄙视，还要把"风骚"的女人当作物品那样对待，这可以帮助他找回一些心理上的安全感：1）看见了吗？我不喜欢她，所以我不好色；2）虽然和她一起让我很快乐，但我只是把她当性用品，并不是喜欢她。

和男人的矛盾纠结不同，女人对"风骚"女的不喜欢，却大多是发自内心的。首要原因当然是男人对"风骚"女的轻视表演得太逼真，这直接导致了后面的结果——在封建社会的情爱竞争中，明媒正娶的妻子总是败给斜里杀出的"风骚"女。也就是说，男人会敬重他的妻子，但真正喜爱的一定是懂得卖弄风情的小妾。在集体潜意识的影响下，女人们只要看到"风骚"女，就会本能地涌起莫名的不安全感。此时如果倾向于认为"风骚"的女人品德败坏，除了能帮助她们找到道德上的优越感——我好，你不好；还能安抚自己的紧张心情——官方赋予我控制和贬低她的权力，所以我强她弱。

当然，这不过是一场自欺欺人的游戏，也是封建文化遗留下来的男人控制女人，女人控制更弱的女人的游戏。

男女关系的未来

在"风骚"这件事上，男人对自己的不诚实，让女人茫然无措。大部分女人都在依据男人对女人形象的刻画，努力地塑造自己的样子。但遗憾的是，女人们只听到了男人意识层面对贤良淑德的需要，却难以洞悉男人潜意识里翻涌着的相反的声音。

可能很多人都听过下面的笑话。

新婚之夜，男人对妻子说："我对你没有太高的要求。只希望你在客厅做个贵妇，在卧室做个荡妇，在厨房做个经济学家。请把这些话记下来，贴在门后经常记诵。"不久，丈夫看到妻子贴在门后的纸条：在厨房做个贵妇，在客厅做个荡妇，在卧室里做个经济学家。

如果仅从故事表面的意思来看，它不过是通过营造戏剧化效果，带给读者莞尔一笑。但是换个角度来看，这个故事却在谈论一个专业的社会学范畴的问题：女人形象的定义权，到底是在谁的手里。

这个笑话之所以流传那么广，或许也是因为它引发了人们关于这个问题的思考。

达尔文在十九世纪提出了生物进化论，他认为生物进化遵循着"弱肉强食、优胜劣汰"法则。但是到了二十一世纪，有中国学者发现，大量生物现象和人类现象都表明，"生存合作共赢"才是生物进化的主流，对于人类社会来说，这个特点就更加明显。

在过去的上万年里，男人们通过自己强壮的体格控制着女人，这直接带来男女两性的失衡——力量的失衡、需要的失衡、合作体系的失衡。但是在信息化的今天，当男人们的体格优势不复存在，恰好就给男女两性提供了"生存合作共赢"的社会土壤，让男人和女人有更多机会发展平衡、共赢、亲密的合作关系。这无论对男人，对女人，还是对于人类社群的发展，都将带来不可估量的价值。

要达到生存合作共赢的男女关系，一方面需要女人的自我觉醒，能意识到如今加诸在女人身上的很多标准，其制定者都不是女人自己。另一方面也需要男人们能勇敢地面对自己，接纳自己真实的想法和感受。

如果有一天，女人们开始有能力自我定义。在仪态形象方面，想风骚就风骚，想端庄就端庄；在情爱关系里，想单身就单身，想结婚就结婚；在滚床单的时候，有感觉就是有感觉，没有感觉也无需假装。如果有一天，男人们能坦诚地面对自己。面对风骚女人的时候，喜欢就是喜欢，无需刻意压抑；遭遇挫折的时候，脆弱就是脆弱，想哭就让眼泪掉下来；害怕孤独的时候，想爱就大胆投入，受伤了还能继续爱。

那样的男女关系，真是美妙得很。我相信，那一天不会来得太晚。

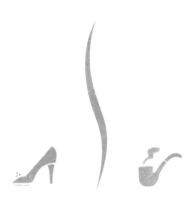

第五章

情爱关系里
的
性纠结

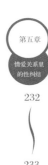

他爱的是你，还是你的身体？

　　网友"红红眉毛"来信说，她和男友是在朋友聚会认识的，对方性格开朗阳光，还颇有几分才气，因此她很是喜欢。两个人很快确定了恋爱关系，由于工作和生活的地方相距比较远，他们一般到了周末才能见面约会。

　　像大多数恋人一样，他们经历了彼此的试探、接吻和拥抱，逐渐发展到了滚床单。听起来是很正常的恋爱过程，但是如果这一切都发生在两个月之内的话，对"红红眉毛"来说真是太快了。除此之外，让她心里感觉不太舒服的，还有他们每次的周末约会。他们见面的第一件事总是滚床单，已经快要变成例行公事了。这总让她有一种"性用品"的感觉。

　　不久前，他们去朋友家做客时，趁朋友夫妇去买菜的功夫，男友竟然要和她就地滚床单。"红红眉毛"对于男友竟然提出这样的要求，感到不可思议，在别人的家里滚床单，这简直是要逆天了！她当时就愤怒地摔门而去。虽然后来两个人还是和好如初，但是在"红红眉毛"的心里，这些事情始终都无法释怀，她怀疑男友和她在一起，不过是为了得到性，而不是真的爱着她。

　　可能很多人在爱情里都有过类似的疑问：在理性上我知道他爱我，但感觉上却不是那样的，"红红眉毛"的困惑就属于这一类。

　　我们该如何理解她的感觉呢？

感觉是什么？

感觉分为生理感觉和心理感觉两大类。人们对生理感觉比较熟悉，很容易界定它并表达出来，比如我冷了，我饿了，我头疼等等。人们不会为这些生理感觉不好意思，相反，生理感觉经常是有些人获取关注的利器，而心理感觉却未必有同样的效果。比如当孩子对母亲说："我头很疼，不想去上学。"妈妈会立刻关切地询问他怎么了，说不定还会帮他向老师请假。可是如果孩子的话变成"我不开心，不想去上学"，那么他非但不能得到妈妈的同情，还会换来一顿呵斥。

之所以会有这么大的差别，一方面是因为头疼感是清晰而具体的，较容易引起妈妈的共鸣——妈妈也头疼过，知道那种感觉；另一方面是头疼感有可控的解决方案——吃药、打针、手术、休息等等，应对起来不太吃力。但"不开心"这种心理感觉却相反，它实在包含了太多隐性信息，妈妈很可能无法体会孩子的感觉，一时间也不知道该如何去应对。

表5-1　生理感觉和心理感觉

分类	评估	理解	命名	应对
生理感觉	熟悉	清晰	具体	可控
心理感觉	陌生	浑沌	模棱两可	不可控

心理的感觉虚无缥缈，看不见摸不着，有时候甚至很难为它命名，就更难拿出来和别人比对了。因为同样的一件事，不同的人就会有不同的心理感觉。比如小王和小李在一起事故中受伤了，他们在生理感觉上是一样的疼，心理的感觉却很不一样。当小王心里窃喜着刚好可以趁机休息，理所当然享受家人和医生的照顾，小李却焦虑地计算着自己的医药费，同时为了自己的倒霉自怨自艾。

认识依恋模式

正如上文所述，心理感觉是非常个人化的，很难准确定义和量化。这就给我们带来一定的困难，因为我们正是经由自己的感觉，去认识自己和世界的。我给"红红眉毛"回复邮件说：在你的心理现实里，那些感觉一定是对的，因为那感觉根植于你的内心。但是，对于客观现实来说，却又不一定，那要视乎你本身是什么样的依恋模式。

所谓依恋模式，就是当我们还是婴孩的时候，与抚养人（大多是父母，但也可能是别人）之间的关系互动模式。

研究者认为人的主要依恋模式可分为四种，分别是安全型、逃避型、矛盾焦虑型和混乱型。通常来说，安全型依恋模式的人，内在感觉和外在现实基本是相吻合的，也就是说，当他们感到害怕时，可能确实就是发生了严重的事，而非他们想象出来的危险；逃避型依恋模式者，则常常体验不到什么感觉，哪怕关系中正在发生让他们感觉糟糕的事，他们也倾向于转移注意力，忘记这个感觉（压抑下去），在日常生活中，他们是负责讲道理的人，大部分事情都可以独立完成而无需他人协助；矛盾焦虑型依恋模式者与逃避型相反，他们会倾向于放大自己的内心感觉，当关系中发生了三分不悦的事，在他的主观感受里却可能强烈到十分，他们是渴望被爱被关注的人，任何时候都需要他人陪伴和关爱才能好好生活下去，总是强烈地渴望无时无刻与伴侣相融。第四种混乱型依恋模式者，则经常都处在困惑里，因为在他们的感觉里，经常是危险与爱恋并存，伤害与亲密同在。让他们无法把握自己，说不清自己的心理状态。

几乎不会有意外的，逃避型依恋和矛盾焦虑型依恋模式者常常结为夫妻，然后上演一个拼命追，另一个拼命逃的关系模式。

如果"红红眉毛"是安全型的依恋模式，她很可能在第一次感觉不舒服的时候，就会跟男朋友沟通自己的感觉和需要，并且提议男朋友可以如何调整相处方式；如果是逃避型依恋模式，那么她对男朋友的所作所为可能会有很多合理化的解释，比如她会安慰自己说，男朋友就是性欲比较旺盛而已，或者，分离了一个星期见面就想滚床单那也很正常，或者他在其他方面还不错对我也挺好……以冲抵内心里感受到的不舒服；如果她是矛盾焦虑型依恋模式，就可能过于关注男朋友的一举一动，不自觉地从蛛丝马迹里寻找自己被爱或者不被爱的证据，然后长时间陷入到焦虑不安的情绪里，内心经常涌动各种各样的猜测和疑虑。从"红红眉毛"的描述来看，她很可能是矛盾焦虑型的依恋模式。

表5-2　不同依恋模式的反应

依恋模式	客观事件	情绪体验	心理解读	行为反应
安全性依恋			他不了解我的需要	去和男友沟通，提议调整
逃避型依恋	一周没有见，见面先滚床单	不舒服，不开心	他只是情商不高，我可能误会他了	表面一切照常，但是心里隐忍
矛盾焦虑型依恋			他就是不够爱我	哭诉，试探，闹分手，写信给心理咨询师
混乱型依恋			无法解读	到处乱转，无力面对

理解了自己的依恋模式，"红红眉毛"可能会发现，也许男友确实有做得不妥当的地方，但是这些不当之处明显被她过度解读，以至于无法关注到两个人关系里的其他层面。

"红红眉毛"该怎么办呢？

一些建议

如果她能意识到自己容易陷入到纷乱的情绪里自由发挥，那么就很需要经常和男友谈论自己的感觉，每当有一些怀疑、不安全、不舒服的时候，就积极地核实那些感觉，主要是给男友一些解释的空间，而非一味地从自己的感觉出发，去对两个人的关系做出幻想性的解读。因为她的感觉有时候并不能反映全部的客观现实。

但是，如果正在阅读的读者自评属于逃避型依恋模式，就很需要相信自己的感觉，因为那些让你感觉不好的部分，通常都已经到了很严重的地步，才可能让你在感受上有很糟糕的体验。

最后还是要回到本文的核心问题：在恋爱的时候，该如何才能知道对方是爱你的身体，还是爱你这个人呢？安全型依恋和逃避型依恋者，可以根据自己的感觉来判断，要相信你的感觉，即你感觉他爱的是你这个人，那么他就是；如果你感觉他爱的是你的身体，那么你通常都是对的。

对于矛盾焦虑型依恋的人来说，则需要多一些把你的感觉与对方沟通，让对方帮助你核对你的感觉。如果当你和对方沟通你的感觉时，对方显得温和而有耐心，愿意跟你解释某件事的原委，他诚恳的态度和认真的语气，可能会带给你很多积极的感受。如果每次沟通之后都能让你感觉安心多了，那就意味着对方确实是在爱你这个人；可是如果每当你和对方沟通自己的感受时，对方显得心不在焉或者敷衍了事，甚至说一些很伤你心的话，整体上表现得不太在乎你的感受，随便你怎么想你们的关系，那么你就需要注意，很可能他和你一起真的只是为了滚床单，而不是要奔着结婚去交往。

因为真正爱你的人，会认真对待你所有的感受和想法，并竭尽全力消除你们关系里的种种不安全因素。

怎样不伤感情地拒绝男友的性邀请？

"小小草"今年28岁，正是被父母催婚的年龄。她来信说同事介绍了一个对象，两个人见面后相互感觉都很满意。可是刚交往了一个多月，新男友就几次提出滚床单的要求。"小小草"觉得虽然很喜欢这个新男友，希望能和他步入婚姻的殿堂，但是却不想那么快发生性关系。至于原因，"我是比较慢热的那种人，还没有准备好要发展到那一步"，"小小草"在邮件里这样说。

基于前面章节的阐述，我们大概了解"小小草"为何会有这样的困扰，她的新男友很可能就属于"猴急"男人的一员。不过在这里，"小小草"才是我们要关注的对象。

慢热 = 不安全

很多人都说自己在爱情关系里属于慢热型，但是从心理学的角度来看，所谓慢热，就是对爱情和异性缺乏基本的信任感，对自己的感觉也总是不太确信，所以需要靠时间来慢慢找回一点安全感。

所以"小小草"的所谓慢热，更多是她内心感觉不安全的表现。她很需要问问自己，是什么原因让她一边对新男友感到满意，一边又觉得自己"还没有准备好"。包括她那焦虑不安的纠结情绪，也很需要被自己关注和理解，须知道爱情初期本应是放松愉悦的感觉为主，这样的矛盾冲突并不是正常现象。

我猜测"小小草"所说的"满意"，可能是对男友相关条件的满意——外表、工作、家庭背景等——而不是在情感上多么喜爱他。因为人在坠入爱河时，自然会渴望与对方的身体亲密，并且这种渴望和时间并没有多大关系。所以"小小草"的反应意味着她还没有爱上对方，而只是认可了对方的外在条件，觉得他是一个可以继续发展的对象而已。

这本身并不是什么问题，因为很多夫妻都是从这样的关系开始，后来也建立了非常亲密稳定的婚姻关系。一段爱情关系刚刚建立时，两个人的情感状态没有同步，一个还没有什么感觉，另一个却已经热情高涨本来也是很常见的情况。

但是"小小草"却害怕男友知道自己的真实感受——没有爱上对方，只是觉得他条件不错。她可能是担心对方知道真相后，会转头离开，让她结婚梦碎。

很多内心缺乏安全感的女人都是这样，虽然还没有爱上对方，却希望对方能保持对自己的热情，只有这样她才能慢慢找到自信——看来我还没有那么差；也能找到一些安全感——他那么热情似火，将来应该不至于抛弃我。在此时她们会有观望心理，总希望先看到对方的真诚和爱意，然后才能放心地参与进来。时间长了，如果对方表现出一贯的热情，她们就能培养出爱情的感觉，开始投入感情。

失望是必然的部分

"小小草"的纠结点是不想和男友滚床单，却又害怕直接拒绝会伤害关系。换句话说，她不知道如何平衡男友的需要和自己的感觉。如果维护自己的感觉，就害怕让男友失望；如果满足了男友的需要，自己又会惶恐不安。

这样的担心，其实是因为缺乏对"失望"这种情绪的理解。

在这个世界上，没有人可以免于失望。世界是有限的，人也是有限的，我们注定要要生活在不完美里。那意味着人们必须承认，终究有一些需要是无法被满足的。这就是生活的真相，却也是很多人都不愿意面对的真相。因为，总有一些人在害怕失望这种情绪的来临。有可能"小小草"的成长过程中经历过很多失望，她深知失望情绪的难耐，所以据此推理男友也无法承受，两个人的关系也会被失望击溃。

感情关系是两个人的事，哪怕人们非常努力地用心维系，也还是可能有让对方失望的部分，因为失望几乎是生活的常态，不是凭一己之力可以改变的。但是，"小小草"可能没有关注到，生活也好，爱情也罢，包括人，其实都是多维度的。我们可能在某个层面让爱人失望，但是在另外的层面却又能满足爱人的需要，就像父母有很爱我们的时候，但在其他方面也曾带来伤害，也像社会有美好温暖的一面，但残酷无情从来也不缺少那样。

这才是生活的全部面向。

真实最有力量

如果男友没有能力与失望的情绪共处，那意味着他并不是一个适合结婚的对象。换句话说，感受到失望就离开，会让他没有机会建立真正的亲密关系。因为亲密关系里除了爱、真诚、信任、温暖等美好的受欢迎的部分，也必然有失望、伤害、内疚、愤怒等不受欢迎的部分。

只有前半部分的爱，是不完整的，比较表层的。

所以，拒绝失望，就是拒绝爱和被爱。

无论她是自然地呈现自己，还是把自己伪装得很好，男友都可能会对她失望，因为她不可能360度无死角地完美呈现（否则也不用慢热了）。而对于一段爱情关系来说，人们是否能够和真实在一起，接受现实的不完美，是至关重要的。

既然如此，与其紧张遮掩，不如真实做自己。当"小小草"能够坦然谈论自己的感觉，也能有助于男友调整他的期望值，说不定因此也就能放慢恋爱节奏，不用急着用滚床单的方式确定关系了。在恋爱关系里自我感觉放松舒适，也能帮助两个人更坦然地相处，看见真实的自己和对方，对关系的建立和发展也比较有益。

那么，"小小草"具体可以怎么做呢？

看见爱情的全部

"小小草"需要理解，她也许是被自己的恐惧困住，以至于无法理性地看到，如果男友不顾她的意愿，一再带着强迫意味发出滚床单的邀请，那意味着他的爱情能力有待提升，心智也是不够成熟的，同时还可能并不那么爱她——真正的爱是基于尊重而建立的。他要么不知道，如果女友在心理上还没有准备好，就因为内疚和害怕勉强和他发生了关系，那么这种被强迫的感觉将让她的内心产生隔阂，长远来看并不利于两个人的感情发展。要么就是他不认为女友的感觉很重要，只一味追求自己想要得到的。如果原因是后者，恐怕"小小草"要考虑的就不是如何不伤感情地拒绝他，而是要不要离开他了。

此外，"小小草"们还需要知道，她之所以在要不要和男友滚床单的问题上纠结，恰恰是因为她比较在意这段关系，即便还没有爱上，起码也有认真交往的心态。并且，她还是挺在意对方的感受，不希望自己的反应让对方太不高兴。否则她大可以跟着自己的内心感觉，直接拒绝这个邀请。

如果能理解到这个程度，"小小草"自然知道如何不伤感情地拒绝男友的性邀请，下面是我提供的一段示范性的回答，当然不同的人会有不同的语言习惯，人们可以把它换成自己的语言，更加自然地口语化地去表达：

我知道你很想我们有更深入的发展，我会理解为你爱我，渴望我。但是我现在还没有准备好，我没有觉得我们的感情已经到了可以滚床单的地步，我觉得我们还在互相了解中。但是我真切地感受到，我很想认真地发展我们的关系，希望我们能有很好的未来，我对你是很认真的。正因为如此，我希望我们可以有更多的了解之后才发生，这样可以让我有安全感，我认为那也能让我们的感情基础更牢固。如果你真的爱我，也愿意认真地对待我们的关系，我也想邀请你和我一起培养感情，让我们一起努力有个更好的未来。

"小小草"最好找一个专门的时间，只有两个人单独在一起，并且是在一次愉快的约会之后，真诚地看着对方的眼睛来表达自己。如果清晰表达了自己的想法，男友却表现得置若罔闻，继续强求滚床单，或者在随后的关系中表现得冷淡退缩，那意味着男友很可能并不是以结婚为目的和"小小草"交往，是时候考量这段关系还要不要继续了。

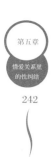

如何高明地探知女人的性意愿？

当女人在为了如何拒绝男友的性邀请而纠结时，也有男人在为了如何试探女人的性意愿而苦恼。

"灰灰123"来信谈了他的郁闷。他和女朋友读大一就开始谈恋爱，如今都大三了，却还只是限于亲吻和拥抱，每当他想试探能不能进一步发展时，心里就总是有声音响起：可不要让她觉得我是色狼啊。然后就忍住想要上下其手的想法。

让"灰灰123"不平衡的是，一位叫梁的同学，这两年交往了好多女朋友，每个都持续时间不长，但其中还是有发展到滚床单的关系。正值血气方刚的"灰灰123"也希望和女朋友共赴滚床单之旅，可是却不知道该如何开口，更不知道女朋友究竟有没有准备好。有一天"灰灰123"去向梁请教，梁谈了自己的经验：不需要管女孩子在想什么，只要想了就直接提出来。

"灰灰123"觉得梁的经验并不能帮到他，因为他无法不管女朋友的想法。他想知道自己该怎么办。

耐心 = 尊重

那种刚认识不久，就赤裸裸地发出性邀请的男人，是会让女人很厌恶的。所以怪不得梁的恋爱都比较短暂。

因为那样的做法，会让女人感受到自己的魅力受到了否定——如果你连最基本的假意逢迎都不愿意为她做，那意味着在你心目中，她是廉价的、缺乏魅力的，只是一具可以滚床单的性用品。那当然会让她觉得受到侮辱，为了不让自己的感觉太糟糕，她可能会愤怒地把你归为"人品不好"的行列，让你们失去更进一步发展的机会。

无论是女人更渴望情感的天性，还是社会期待女人更加保守一些的性文化，抑或女人自身容易有很多不安全感的缘故，她们总是希望在两个人有了一点感情基础，建立起基本的信任感之后，再去发生更亲密的接触。这样循序渐进的关系发展过程，可以让女人感受到自己是被爱、被呵护和珍视的，那有助于提升她们的自尊感，让她们觉得自己是富有魅力的，那么在滚床单实质发生之时，也能让她更加投入，从而创造美妙的性体验。

从这个角度来说，"灰灰123"很尊重女友，也很在乎对方的感受和看法，两年的时间也足够他们建立起较深的感情，如今他渴望更进一步的更深的交流，是可以理解的。不过，"灰灰123"也很需要多了解自己，比如问问自己：为什么害怕被女朋友认为是色狼，如何看待渴望滚床单的自己。

安全探测三步曲

男人们都很关心这样的问题：该如何判断女友已经为滚床单做好了准备呢？关系要发展到什么样的阶段，再提出性的邀请，才不会招致女友的反感，不让两个人的关系变得尴尬呢？

这个问题很难有标准答案，因为每个人都是不同的，每段关系也非常不同。在现实生活中，并不缺少第一次见面就热情地发出性邀请的女人，恋爱超过一年还不愿意亲密接触的女人也不少见。所以男人们需要去了解自己的女友，关注她的性格特点、价值观和对待你的态度，从诸多细节来探知她对滚床单的意愿。

首先你可以关注她是否很喜欢和你进行身体接触。身体是思想和情感的居所，当女友愿意在身体上和你亲密时，那意味着她的思想和情感也已经准备好了要接纳你。如果你们在一起时，她喜欢零距离地紧紧抱着你，经常把头伏在你的脖子上，或者把脸紧紧地贴在你的脸上。此时基本上你就会知道，她渴望你的身体，想要和你有更深入的交流。一般对身体接触特别喜欢的人，都是倾向于把性看作爱，认为性接触是爱情重要组成部分的人。

其次是每当你们约会到很晚，看看她是要求回家，还是流连着不肯离去。如果是前者，往往意味着她还没有准备好要和你发展下一步；如果是后者，那很可能是她想去你家或者想和你一起去酒店，但是又怕自己提出，会被你认为她是个随便的女孩。此时就可以试着去询问她：这么晚了，要不要去我家（酒店）？

最后，还有一个比较安全的性试探是，当两个人在封闭的空间单独在一起时，尝试着紧紧抱住女友，并且只是抱住她，并不亲吻和抚摸她，只是停在那里感受她身体的反应。身体最能表达一个人的真实感觉，每当人们无法确定自己的情感状态时，就可以观察自己身体的反应。如果被抱在怀里的她，身体软软地伏着，没有做丝毫的反抗，或者刚开始稍微挣扎几下，但是很快就温柔地依偎在怀里，那就意味着她的内心并不抗拒，还可能正默默地期待男友的下一步动作。此时男人就可以尝试亲吻和抚摸她，如果她也迎合过来，那就意味着滚床单的时机已经成熟了！

但是如果她并没有准备好要开始滚床单，就可能紧张得身体僵硬，无法给出任何回应，或者用力挣脱男友的拥抱，甚至表现出害怕和惶恐的表情。此时建议男人还是放开她，继续培养爱情关系，给她更多爱的感觉，让她慢慢地建立起对你的安全和信任感。等以后更加合适的时候，再来滚床单。

要避免的事

值得注意的是，有些男人会比较自恋，可能误以为女人的反抗是为了引诱他更加激情，或者是为了扭捏作态假装贞洁，这样的心态很容易导致"约会强奸"的发生，非但不能缔结浪漫美好的爱情关系，还会给女友带来永久的心理创伤，也可能导致自己身陷囹圄。如果你不想成为别人生命中永远的伤痛，就需要提醒自己记得：哪怕你认为对方是在扭捏作态，也请尊重那一份扭捏，不要把自己的力气用在不恰当的地方。

我认为恋人之间的第一次滚床单，比较理想的状态并不是刻意试探或营造，而是当关系发展到一定的阶段，水到渠成自然而然地发生。情到深处自然浓，性是必然会发生的结果。对于爱情关系来说，过早滚床单只会缩短关系初期的浪漫激情（有了性，再亲吻时就不会再有悸动的感觉），让两个人提前进入平淡无奇的日常生活，其实是一种很大的情感损失。

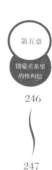
无性婚姻怎么破？

在朋友们的眼中，安娜和罗杰可算是幸福婚姻的典范。他们还在高中时就已经相恋，这段恋情并没有受到想象中的阻挠，还反而得到双方家人的支持。他们毫无意外地双双考上大学，并在大学毕业后顺理成章地结婚。

婚后的生活平淡而温暖，白天忙碌事业，晚上回到小窝里相伴聊天。经过几年的打拼，他们贷款买了一套小两居。开始为孩子的降临做各种准备。

女儿小小出生以后，家务突然间增多好几倍。请了几个保姆都不太合适，不是做事不够主动，就是频繁请假耽误工作，安娜最后不得不辞职回家做全职妈妈。家里少了安娜的收入，罗杰感到压力非常大，他因此更加努力地工作。经常是他回到家时，小小已经睡了，安娜正强打精神收拾乱糟糟的房间。

他们都对这样的婚姻生活不满意，但是一时间又觉得找不到合适的解决方案。安娜的父母还没有退休，并且就算退休，老两口对于离乡别井来帮女儿带孩子也很排斥，安娜也不舍得让父母的老年生活那么辛苦；而罗杰的母亲身体很不好，日常的生活尚且需要父亲的协助和照顾，根本也无法胜任照顾孙辈的责任。再次聘请保姆？安娜觉得和保姆的沟通成本太高，还不如自己来做。

罗杰很理解安娜的心情，所以也没有说过什么。安娜也理解罗杰工作忙碌，压力也很大。所以她经常很主动地承担全部家务。两个人都觉得这样的状态只是暂时的，无论是累到不想说话，还是经常黑白颠倒连续好几天见不着面。

日子一天天过去，小小终于要上幼儿园了，安娜觉得可以开始考虑重新开始工作的事了。可是却无意间发现，罗杰手机里有和别人的暧昧聊天记录，她这才惊觉到，他们最近的两年多里，已经完全停止了性生活。而在这之前，她从来没有觉得这也算是婚姻亮起红灯的征兆之一。

什么是无性婚姻？

性学家和社会学家们大多认为，伴侣们在没有生理疾病或意外受伤情况下，却长达一个月都没有默契的性生活，就可以视为无性婚姻。

但是在我看来，这样的定义存在很多局限性。

因为性的内涵非常丰富。在人类的性生活里，不仅仅有性的行为，还有性的心理。性有很多种形式，而性器官的插入只是其中一种。比如对于有些人来说，拥抱、亲吻、抚摸、耳鬓厮磨等身体的亲密互动——这些都是性行为——比性器官的插入还更性感，更能满足性的需要；还比如随着互联网的发展，人们发明了电话性爱和视频性爱，而这些形式一样能满足伴侣们的性需要。

随着社会观念的解放，性的生殖功能越来越被弱化，娱乐功能和情感功能则愈加被看重，伴侣们在性活动中辅助使用情趣用品，已经不是新鲜事。所以，我们不能说那些因生理疾病或意外受伤的人，就完全失去了性的功能，或者说会导致他们与伴侣之间变成无性婚姻。因为即便客观条件有所限制，人们也依然有能力和伴侣一起创造适合他们的性爱形式。

判断一段婚姻关系有性还是无性，不应以是否有性器官的插入为标准，而是要更关注他们之间是否有身体和情感的亲密接触。综上所述，无性婚姻的定义应该是：一对夫妇生活在一起，对外以夫妻身份参与社会生活，但是他们之间却长期没有性的接触。

在羞于谈性的年代，结婚几乎是等同于得到性权。在那个时候，人们总是理所当然地认为结婚了就必然会有性。这也是父母经常催促孩子结婚的原因之一，因为在他们的潜意识里，如果孩子不结婚，还如何享受性的欢愉呢？

但事实上在我们中间，有很多婚姻伴侣是没有性的，而导致他们没有性接触的原因是多种多样的。

无性婚姻的原因

两地分居导致无性婚姻。20世纪七八十年代，很多城市夫妇因为工作的原因分居两地。这种在西方人看来匪夷所思的婚姻形式，在中国是非常普遍的。但那时夫妇们的分居常常都是被迫的，因为当时的收入非常低，如果其中一方放弃工作，可能全家人的生计就会陷入困境。可是20世纪90年代以后的打工大潮下，分居两地的夫妇们却大多是自愿的。他们会为了学习、工作、金钱等各种各样的因素就决定两地分居。

同样都是因为分居而变成无性婚姻，如今人们面临的挑战要比前辈们大得多。

主要是现代人要承担的来自社会、工作和情绪的压力非常大，脆弱状态的人总是很需要情感的支持和陪伴，如果此时伴侣无法在身边，不满和委屈的情绪必然就要涌起。一方面由于两个人不能有充分的时间在一起，这些让人难耐的负面情绪就缺少一个被讨论和消化的空间，进而影响他们语言层面的亲密互动；另一方面，如果伴侣很长时间都没有发生性接触，身体也会变得有陌生感，很多时候把婚姻推向无性状态的，也是这些陌生感。陌生感让伴侣们进入一个恶性循环：性很少——陌生感——性更少——更陌生——无性。

关系不和谐导致无性婚姻。在大部分人的印象中，似乎关系不和谐就是频繁地激烈争吵和冷战，但事实上，有相当一部分的不和谐关系是被隐藏着的。夫妇们表面看来风平浪静，但是内在里却涌动着强烈的愤怒、委屈，甚至是怨恨。只是出于某些原因——比如害怕离婚、害怕伤害老人孩子、害怕面对冲突等——而选择压抑这些感受。然而这些未经表达的感受，却不会因为避而不谈就自动消失，它们反而会因为刻意的回避而变得愈加强烈。当一个人在情感上对伴侣感到愤怒时，身体也必将无法亲近他。但遗憾的是，人们却经常以工作忙、累、身体不适等表面的理由来搪塞自己的真实感受。这是在日常生活中最常见的无性婚姻的形态。

同性恋者的形式婚姻必然也是无性的。每当人们谈到自己的无性婚姻，我总是要关注到他们的婚姻是怎样开始的，以及之前有性生活的时候他们是怎样互动的。由于中国人对婚姻和孩子的重视，以及中国文化下人情关系常常缺少清晰的界限，人们经常对他人的生活——尤其是婚恋生活——过度介入，这势必给同性恋者带来无穷的压力。他们中的有些人就会不得已选择隐藏性取向，找一个异性恋者结婚，以缓解外界压力带来的情绪困扰。但是，哪怕背负着丈夫或妻子的法律责任，还有必须要生出孩子来的家族任务，同性恋者的性趣指向还是无法改变为异性，所以他们必然会尽量避免与伴侣发生性关系，及至孩子出生后，停止性活动也就是情理之中的事了。

另外，有社会学者认为生活压力会导致性生活的减少，甚至导致无性婚姻。但这样的观点只看到了表面现象，却没有触及内在本质。如果伴侣关系足够亲密，能够彼此支持和关心，身体情感的亲密互动将增强人们的自信心和自尊感，这样的情感和性关系将成为生活压力的缓释器。当内部足够牢固时，外部的侵扰力量就会弱化。所以，是伴侣们的关系压力导致了生活压力，而非相反。

无性婚姻早有伏笔

性是一个人生命成长过程中非常重要的主题。很多人之所以遇到生活和情感关系的困扰，性心理的困扰往往是直接或间接的原因。很多无性婚姻的发生，都和生命早期性心理的发展有着高度的关联性。

中国人的家庭常常把孩子放在最核心重要的位置，以逃避成年人之间的矛盾和冲突（大家都关注孩子，就可以不用管各自的感觉和需要）。尤其是在农村地区，很多孩子出生后一直与父母亲同床，到七八岁才会分开，有些甚至可能到十多岁。从心理学的角度来说，这并不利于孩子的性心理发展。

孩子在三岁左右，性心理会开始萌芽，他们开始朦胧地感受到自己的性别，对异性父母产生强烈的依恋感。此时比较妥当的做法是开始让孩子离开父母的卧室，在独立的空间单独睡眠。一百多年前，弗洛伊德提出了"俄狄浦斯情结"说，即女孩恋父男孩恋母的情感现象。之后一直为世人所诟病，认为他这样的说法骇人听闻，不通逻辑或者不符合科学精神。这些反对和质疑的声音里，其中就包括一些心理学研究者。

无论这个"俄狄浦斯情结"的说法实际上是否符合科学，起码我在工作中一遍又一遍地发现，当人们在幼年时与异性父母过于亲近，同时又缺乏对同性父母的认同时，就可能产生强烈的性心理冲突：渴望性，但是不能在行为上实施性。因为这个阶段的男孩，可能会一边热烈地向母亲示爱，一边又深深地恐惧于父亲的惩罚；而女孩子则同样试图取代自己的母亲，而成为父亲最心爱的女人。

那么对于男孩来说，与所爱之人进行性的接触，就可能遭到幻想中的父亲的惩罚；而女孩们要么深陷不伦恋情，渴望抢占别人的丈夫或与她人分享丈夫，要么嫁给不需要性的男人，重温早年与父亲有情感但是不能有性关系的状态。

无性婚姻的解药

当孩子小的时候，父母需要给孩子建立性的界限。让孩子们慢慢意识到，自己需要通过向同性父母认同，而获得异性父母的爱和欣赏，由此完成人格的独立，将更多的注意力投向自身和外部环境，开始发展自己的人生。

对于正身处无性婚姻中的人们来说，首先需要在思想上认识到，这并不是正常的婚姻关系，因为性爱是区分爱情和友情的唯一标准。当性生活比较规律进行时，那意味着两个人的情感、心理和身体状态都是亲密的，反之则意味着存在疏离的状态，有可能关系里存在一些不易觉察或暂时不愿意面对的矛盾冲突。

通常来说，无性只是关系出现问题的结果，而不是原因。

如果伴侣们已经超过半年无性，就要立刻就这个现象进行讨论，讨论的方向不是"我们为什么没有性"，而是"我们之间出现了什么问题"。找一个平静的两个人可以独处的时间，耐心探索两个人关系里的问题，是解决无性婚姻的开始。有必要的时候，夫妇们还可以一起寻求心理咨询师的帮助，在专业的第三方的帮助下，一起解决关系里的矛盾和冲突。

　　要解决无性的婚姻，沟通是良药。

只爱和他在一起，不爱和他滚床单？

　　"云朵朵"今年29岁，她和男友经人介绍认识，谈恋爱已经两年了，并且两个人都是初恋。最近双方家长一直催他们结婚，男友也在提这个事。"云朵朵"一边觉得自己年龄到了，感情关系也很稳定，是应该要结婚了，一边却又非常犹豫。因为他们至今都没有滚床单过，并且她非但没有这个愿望，心里还挺排斥的。

　　其实男友对"云朵朵"挺好的，经常送各种小礼物给她，风雨无阻地接送她上下班，她高兴了就带她到处玩，她不高兴了就想办法逗她笑。关键是他本身条件也不错，无论工作、长相还是家庭出身，都是值得嫁的人。朋友们都很羡慕她，说不枉费她等了这么多年。

　　"云朵朵"对男友也挺满意的，觉得他确实挑不出任何毛病，虽然刚在一起时也闹过矛盾，但后来都过去了，他们的感情关系并未受到太大影响。并且，她是有性需要的，她会自慰，看成人片，也喜欢和男友搂抱在一起睡觉，但是只要感觉到男友想要下一步，她就会立刻身体僵硬，心里感觉非常厌恶。男友很尊重她的感觉，也从来没有表现出不高兴。

　　"云朵朵"不知道自己是怎么了：如果不爱他，为什么和他一起会感觉很舒服，见不到了还会有想念的感觉；如果是爱他的，为什么却无论如何都不能和他滚床单呢？

没有性就没有爱

也许"云朵朵"真正想问的是，没有性的爱情，还是不是爱情呢？

我的回答很简单：不是。因为性是区别爱情和其他情感的唯一标志。

可是在现实生活中，像"云朵朵"这样的故事却并非个例，真的有人宁可自慰，也不想和伴侣共赴巫山——原因是多种多样的——只是出于种种顾虑，他们或假装享受，或找借口逃避，或索性分居。

这又如何解释呢？

我的回答也很简单：要么是因为他们已经没有爱情，或者爱情受到了极大损伤，但是又缺乏修复关系的愿望和能力，所以就采取了回避策略，像"做一天和尚撞一天钟"那样混日子。要么是因为他们其实渴望滚床单，但是却碍于戒条、道德等因素，将性的渴望压抑下去，强迫自己不要有这样的想法和行为。就今天的文化环境来说，前者的可能性会更大一些。

当人们和心爱之人两情相悦，都会渴望和对方的身体更亲近。我有一位虔诚的基督徒朋友，当他还单身的时候，曾经信誓旦旦一定会把性留到新婚之夜。结果当他遇到喜欢的女孩，不到半年就放弃了当初的想法。他说："真拿自己没办法。"

所以"云朵朵"只爱男友，却对他的身体很反感，这并不是正常现象，确实也值得她更深地反思自己。

爱上被爱的感觉

"云朵朵"可能是爱上了被爱的感觉，而不是爱着男友这个人。那是完全不同的两种爱。

"云朵朵"出生在福建农村，她是家里的长女，下面还有一个弟弟和一个妹妹。做为姐姐，她懂事地从不和弟弟妹妹争宠，还很努力地帮助母亲照顾弟弟和妹妹。这也是多子女家庭的中国女性的命运缩影。中国女人总想找一个爱自己的（而非自己爱的）男人结婚，其实是为了填补幼年的缺失——在父母那里得不到的，希望丈夫可以来完成。因为在她们小的时候，从来没有机会成为孩子，去尽情享受来自父母的温柔照顾。

由于被关爱的体验太少，让她们时常感觉内心匮乏，在亲密关系里无力付出爱，却反而渴望伴侣的源源不绝的爱，唯有这样，才能让她们找到存在感，体验到被爱和安全感。几乎没有意外的，她们必然被能提供周到照顾的男人所吸引。但这样的关系的危险性在于，没有人可以永远24小时全心关注另一个人，如果有一天男友的精力开始转向事业发展，"云朵朵"们体验到前后的落差时，被欺骗的感觉会给他们的关系蒙上阴影。还有个可能是，当男友的爱把"云朵朵"浇灌到一定的程度，她开始体验到自我的力量和安全感，会不再需要这样的体贴照顾，那时他们也会经受很大的挑战。

如果"云朵朵"在寻找的，是妈妈般温暖的照顾，而不是令她感到欣赏的，可以投射情欲需要的男人时，那么没兴趣和男友滚床单就再正常不过的了。

对亲密的恐惧

鉴于"云朵朵"27岁才第一次谈恋爱，并且精心选择了一位可以提供周到照顾的男友，我有理由猜测她可能存在对亲密的恐惧。

性的结合是人和人之间最亲密无间的行为，对于有些女性来说，邀请一个男人来到自己的身体，无异于向他敞开自己的心灵之门，毫无保留地付出自己的全部。当一个人对爱人极度渴望，可是对方却突然转身离去时，就像是经受了一场心灵的灾难。

如果在"云朵朵"的幻想里，亲密就意味着被抛弃的风险，那当然会让她一想到滚床单，就瞬间被失控和被抛弃的恐惧击中。

这种恐惧是非常大的。迎接一个人进入自己最柔软的内部，却无从判断他是否带着最大的善意。在有些人的幻想里，这个"闯入者"可能携带看不见的尖刀，在不经意间做出可怕的伤害。与其要这么冒险，不如让两个人的关系停留在表层的亲密，保持浅尝即止的状态就最安全。

在这样的心理之下，"云朵朵"当然要想办法推迟滚床单的时间了。

俄狄浦斯式冲突

考虑到"云朵朵"的长女身份，她对滚床单的抗拒还可能受困于俄狄浦斯情结。

在家庭里，相比其他排行的姐妹，长女和独女更有可能对父亲产生爱欲投注，因为她们都有机会和父母形成三角关系。做为父母的第一个孩子，长女曾经独享父母的所有时间、精力和爱，在弟弟妹妹出生之后，她很有可能成为妈妈的小帮手，拥有和母亲类似的家庭功能。同一个岗位上有两个人，究竟谁做得更好，谁最该赢得家庭男主人的爱呢？

相当一部分长女和独生女，潜意识里都有"我比妈妈优秀"的感觉——想到"青出于蓝而胜于蓝"，我们该知道她们的感觉通常都很对。然而这种感觉不是长大后才会冒出来，那往往是她们很小的时候，当她看到爸爸妈妈亲密互动时，就已经出现了：我这么好，凭什么爸爸喜欢妈妈，而不喜欢我？

敏感的妈妈们也能捕捉到女儿的小心思，此时妈妈的处理方式是否成熟，就决定了女儿是否能顺利度过这个心理阶段，将目光投注在外面的世界，去发展自我的生活。

如果女儿在竞争中彻底落败（父亲贬低女儿，赞美妻子），那可能影响女儿的自我价值感，认为自己不可爱，没有女性魅力，进而容易在恋爱和婚姻上受挫。如果相反，女儿在竞争中获胜（父亲赞美女儿，贬低妻子），事情的发展也不太妙，女儿日后可能不自觉地被已婚男人吸引，介入他人的婚姻关系，也可能严格依照爸爸的形象去寻找丈夫，以便重复熟悉的胜利感，找到自我的价值感和魅力源泉。

可是如果真的和父亲般的男人在一起了，丈夫的个人特点或者对待她的方式，总会让她在潜意识层面联想到父亲。那势必要激起集体潜意识里的乱伦禁忌——女儿不可以与父亲发生性的亲密。这样的心理冲突，会让她们要么找一位对性缺乏兴趣的伴侣，要么会"想办法"把婚姻关系变糟，要么是找到如父亲般无底线包容她的伴侣。

然后，就可以成功避免和伴侣——幻想中的父亲——滚床单了。

自我催眠式美好

"云朵朵"当然也可能是根本不爱男友，连他付出的周到照顾，也无法让她体验到爱意。而她所体验到的对男友的思念，很可能是自我催眠式的美好想象。也就是说，她见不到男友时的思念，或许是在思念想象里的美好爱情，而不是思念和男友的爱情。

虽然描述起来拗口又不可思议，但生活中不乏这样的现象。

在"云朵朵"的来信里，所谈到的都是男友对她各种好，却对恋爱初期发生过的矛盾一带而过。这不由得让我猜测她是不是更多关注好的部分，而选择性忽略不好的。确实很多人都会这样，因为太重视某段关系，所以每天催眠自己那段关系的好，如果出现了不太好的，就自我安慰、合理化或者选择性忽略。

生活在五线小城市的"云朵朵"，27岁才第一次谈恋爱，可能会面临很大的结婚压力。她可能希望这次恋爱能够一举成功，又解决了自己的终身大事，又可以不用再承受父母的焦虑。所以在恋爱时就变得很小心，睁大眼睛寻找对方很好、很爱她、适合结婚的证据，但是那些被压抑下去的不适感，却无法尽数被消化，最后就会化作对滚床单的反感呈现出来。

一些建议

每一个普通人都需要知道，潜意识的动力很难通过理性思考得到解决。

也就是说，哪怕人们已经意识到自己的关系问题，其实是卡在俄狄浦斯情结，或者是源于害怕过度亲密，在网络和书籍上看到详细的解释和描述，并深深地认同那就是自己的问题，也不会带来情况的好转。就像是你知道自己肚子疼的原因是阑尾发炎，并不能带来疼痛的消失一样。

最好的问题解决方式，是勇敢地面对自己，成为生活的主人，而不是因为恐惧情绪而逃开。"云朵朵"可以真诚地面对自己的内心，尝试回顾和男友的关系发展过程，询问自己有什么主要的情感体验；还可以反反复复地与男友沟通，谈论自己的想法和感受，也邀请他谈一谈他的部分，两个人一起回顾从认识到相恋，寻找两个人关系发展的脉络。

当然这并不容易做到，男友不见得有能力谈论他的想法和感觉，因为不是每个人都知道自己的感觉，并且还能用语言去准确表达。如果男友无法配合"云朵朵"，而她又想解决这个问题，可能最好的选择就是请心理咨询师帮助自己，一起去探索内心的声音了。

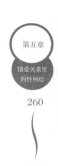

如何接受伴侣的性史？

　　网友"如风"和妻子是高中同学，如今结婚已经12年了，感情关系一直很淡漠。他经常借口工作忙不回家，即便回去也是倒头就睡，一家人几乎不怎么沟通。他认为这样的关系状态，自己要负主要责任。他能感受到自己深爱妻子，但是却无法迈过自己心里的那道坎儿。

　　原来妻子在和他恋爱之前，曾经和班里的两个男生谈恋爱，并且都发生了性关系，和其中一个还在校外租房同居了些日子。而他每当想起这些，心里就感到非常难受，这也让他无法去亲近妻子。

　　"如风"坦承，当初妻子和别的男同学谈恋爱同居，他心里是非常在意的。但他真的非常喜欢妻子，只要看到她，那些所有的不舒服都会立刻烟消云散。当时就是一门心思想和她在一起，无论付出怎样的努力，都在所不惜。让他意想不到的是，真的和梦中情人结婚以后，他却越来越在意妻子的过去。脑海里抑制不住地回想她当初和别人一起时的样子，以至于到了要滚床单的时候，他就会对妻子感到愤怒，然后就突然推开她，摔门而去，留下妻子一个人愣愣地在床上发呆。

　　"如风"爱着妻子，却无法遏制地对她付诸冷暴力。想到妻子的痛苦和家里冷淡的气氛，"如风"非常懊恼，却又觉得无能为力。他觉得自己之所以这么痛苦，关键原因就是脑子不开窍，太钻牛角尖。在邮件的结尾，他说：希望老师可以开导开导，让我能想得开一些。

无用的道理和鸡汤

我不是第一次收到这样结尾的邮件。确实有不少人都和"如风"一样，当生活里发生痛苦的事情，会很希望找到一个拥有无限智慧和能力的人，三言两语就拨去笼罩在头顶的乌云，瞬间获得豁然开朗、醍醐灌顶的感觉，似乎生活里的难事立刻就能迎刃而解。

但真实的情况是，用心理咨询的方式解决问题时，常常都需要长达数月乃至数年，来访者才会感到可以自己走一段路了。那些想要被开导的人，其实更适合去寺庙里见见修佛者，或者去上一堂培训课，当然，那是另外一种解决问题的方式了。

这个世界从来都不缺少好的道理和箴言，但那并不能帮助人们真正脱离痛苦。

作家韩寒在电影《后会无期》里说：听过很多道理，却依然过不好这一生。这句话曾经引起广大人民群众的强烈共鸣，因为那实在是很多人都真切体会过的心理困境。哪怕道理再好，人们在头脑层面也非常认同那个道理，可内在的感受却仍然照旧。这也像我们读很多鸡汤文的体会，知道文中所言就是真理一般的存在，在阅读的瞬间也觉得被温暖到。但是合上书本之后，自己的信念、感受和行为还是照常。

这是因为，道理和鸡汤文只是让我们知道自己的需要和"正确"的方向，却无法帮我们清除卡在需要之上的障碍。那么阅读太多道理和鸡汤文，反而会让人感到茫然和无助，就像饥饿的人眼见一堆面包牛奶，心里顿感喜悦和温暖，可是真的伸手去取时，却发现那只是海市蜃楼。

在有些人的潜意识里，自己的需要是不合适、不得体、不应该的，一旦被满足就可能带来灾难性的后果。比如每个人都渴望幸福的生活，可是对于他们来说，如果得到了幸福，并且那个幸福的浓度比父母亲还要多，就会产生内疚和背叛的感觉，有"我怎么可以比父母过得好"的声音出来；还比如，他们非常渴望事业成功，同时潜意识又恐惧于通往成功的道路将遭遇各种坎坷，将自己的弱点暴露在人前，被嘲笑、被攻击、被利用，还可能遭受幻想中的被抛弃。

如果人们潜意识里对渴望的障碍没有被移走，那么无论别人所说的道理和箴言多么完美，都将无法发挥其应有的力量。

扯得有些远了。还是回到"如风"的问题上。那些"想开点、你要乐观、伴侣不是那样的人"之类开导的话之所以对他不起作用，是因为他深深地陷在自己的心理困境里，被各种痛苦的情绪所控制，根本就无法真正听见那些话。

现在，让我们进入"如风"的内心世界去理解他。

心理投射导致痛苦

人在青春期的时候，总是渴望自己成为人群中最闪亮的那个。男孩希望自己高大帅气，女孩渴望自己美丽高雅，最好还能有那么一两个拿得出手的才艺，如果能够有漂亮的衣服穿就更好了。可是在"如风"的青春期阶段，所有这些能维持自尊感的东西都没有。他个子不高，体型又有些偏胖，因为高度近视而戴着厚厚的眼镜片，家庭条件也不太好。眼看着喜欢的女孩和更有性魅力的男同学在一起，种种复杂的情绪感受——嫉妒、愤怒、自我挫败等——就潮水般涌过来。

他压抑着自己的感受，用讨好和体贴去赢得极度渴望的爱情，无底线的付出和包容终于打动了女孩，当他抱得美人归，可以不用继续压抑自己时，那种在同伴竞争中被打败的羞辱感，自己不够有吸引力的挫败感，就会重新回到身体里，时时折磨他的内心。由于他无力消化这些情绪，天长日久之后它们就会变得积重难返，形成了恶性循环。

当他实在太难受了，就会将这种痛苦的感受放一部分到妻子身上。即所谓的"心理投射"现象。

"投射"是心理学领域的专业名词，是指一种心理现象。当人们无法容纳对自己的感觉和认知——如思想、愿望、情绪、性格等个性特征——就会不自觉地想象是别人有这些东西，而不是自己。通俗来说就是，当人们感到自惭形秽时，就可能放大伴侣身上的缺点，尤其是那些无法改变的部分——比如"错误的"性经历——如果伴侣有着无法弥补的缺陷，某种程度上来说，也可以缓解人们对自己的不满意：反正大家都不太好！

如果"如风"理解了这些心理学原理，也承认自己确实就是这样的，接下来该怎么办呢？

一些建议

在咨询室里，新来访者很容易问我"怎么办"的问题。每当这时候，我差不多的回答都是"这些感受实在很煎熬，所以你很想知道该怎么脱离它们"。此时此刻，这句话很适合放在这里。对于"如风"来说，首先要做的并不是去寻找解决方案，而是停下来去体验自己的感受。如果有一天，他可以面对自己的挫败感，接纳自己本来的样子，承认自己确实不甚完美，能够消化自己的情绪体验时，自然就不再需要把它们投射到伴侣身上。

当自身的感受能够被理解和接纳，解决方案就会油然而生，而无需刻意去寻找。

　　"如风"可以去找值得信任的朋友聊一聊，也可以通过写日记的方式自我对话，还可以考虑鼓足勇气和伴侣谈谈自己的真实感受，或者去找一位心理咨询师聊聊——总之是进入一段安全的关系去谈谈自己。通过这样的方式，更多地和自己的感受在一起，慢慢地他将发现，很多生活里的纷纷扰扰，都在逐渐清晰和明朗，内心也更富有力量，一切都在朝向好的方向去发展。

被发现的出轨，是出轨者的有意为之

"红囡囡"和丈夫是闪婚的。两个人在图书馆一见钟情，鼓起勇气搭讪成功后，书也不看了，而是去咖啡馆聊了整整12个小时，直至头昏脑胀身体虚飘才各自回家。接下来的三个月，他们每天除了上班睡觉就是在一起聊天，就像永不疲倦。后来丈夫觉得再这么下去得疯了，既然两个人如此合拍，注定是要在一起的，不如就结婚吧。

"红囡囡"刚开始觉得这真是个疯狂的主意，但是想到再没有人比他更适合做自己的丈夫，也就同意了。

他们在恋爱整整100天的时候，领了结婚证。这段不走寻常路的爱情并没有俗套地"easy come easy go"，而是好好地走到了结婚9周年纪念日——就像他们的相识，丈夫的出轨也被发现得很偶然——那天早上，"红囡囡"一边思考着晚上如何庆祝结婚纪念日，一边轻轻地梳理头发。放在梳妆台上的丈夫的手机"丁零"响了一声，她漫不经心地低头看了一眼。手机屏幕显示一个女孩儿头像发来的微信，内容是："想你了。"

"红囡囡"感觉血往头上涌，她心里知道不妙，迅速把手机拿了过来。微信的聊天记录显示，他们曾经有过性关系，并且不止一次。这时候，丈夫从洗手间出来，愣愣地看着"红囡囡"。两个人就那样互相看了很久不说话，就像空气凝结了一样。

经过痛苦的争吵和反复讨论，他们决定继续在一起，所以一起去见了婚姻咨询师，努力重建信任和关系。

如今事情正在慢慢过去，但是"红囡囡"却始终心存疑惑：为什么丈夫的智商可以低到那样的程度，出轨了还不把证据隐藏得好一些！竟然明目张胆把手机放在她的主要活动范围——梳妆台上，不设开机密码，微信内容还可以直接阅读。

对于她的问题，丈夫的解释是：我也不知道，可能是没想到你会看我的手机。

潜意识的威力

刚看完"红囡囡"的邮件时，我心里跳出的第一句话就是本小节的标题："被发现的出轨，是出轨者的有意为之"。

随着心理学的发展，大众对"潜意识"这个词语早已不再陌生，人们都相信行为背后一定隐含着心理的因素。但是来到现实生活里具体看待时，潜意识推动行为的方式，却会让大多数人难以置信。

下面是与潜意识有关的几个例子，读者也可以多多观察自己的生活：

基于某种原因，你潜意识里抗拒去见某个人，但是却必须要去见，那么你很可能遭遇如下小概率事件：在去见面的路上汽车抛锚；去见面的路上突如其来大堵车或交通管制；走到半路忽然发现忘记带关键物品，必须回去取导致大幅度迟到；忘记约定的具体地点或者走错路……总之当你勉强去见这个并不想见的人时，可能会遇到小的意外或困难，让你无法见到他，或者推迟见到他的时间。

即将参加一个考试，但是你非常害怕在考试中落败，或者对于要不要参加这个考试感到纠结，那么你可能被如下倒霉事催到：算好时间出门却遇到大堵车，导致迟到很长时间才进入考场；到了考场门口却发现忘了带准考证，各种哀求监考老师或寻求其他帮助；考试开始了，才发现考试用的笔丢了或者是坏的；把试卷都答完了，在交卷时却不小心遗落了一张……总之你在考试这件事上，就是感觉很不顺利，并且都和自身考试实力无关。

心里有很多对伴侣的气要撒，或者其他让你很不舒服的感觉，却又无法或不愿意去跟他讨论，那么你可能无意间做出让对方生气或很不舒服的事：不小心打破伴侣最心爱的花瓶或弄丢他的重要物品；约好了和伴侣去看电影，结果时间到了才想起来这个事，让对方白白等很久；明知道对方很在意，但还是把结婚纪念日或伴侣的生日忘得一干二净……还有另一个常发生的意外，就是你鬼使神差地就出轨了，还觉得这对伴侣关系没有影响，就像"红囡囡"的丈夫那样。

被你发现我就放心了

在"红囡囡"的描述里，我能想象到他们的关系一定是比较亲密的，但也许是过于亲密了，以至于没有各自的独立空间。这可能让丈夫觉得喘不过气来，但是又害怕如果去表达，会让妻子觉得受伤，如果妻子因此发怒，会让他难以承受。丈夫不知道该怎么办，就只好在潜意识的推动下，做出导致关系疏远的事（出轨），以表达自己的需要和感觉。

伴侣们需要知道，出轨是婚姻关系出现问题的结果，而非原因。是婚姻关系首先出现了一些问题，才会由某一方在潜意识推动下做出出轨的行为，而不是出轨行为影响到了婚姻关系。

在和新来访者工作的初期阶段，我经常说的话是：我们需要学习如何用语言来表达自己，这是建立亲密关系，让自己得到成长的重要能力之一。如果需要和感受不能被语言表达时，就可能用行动去表达。"红囡囡"所经历的，正是在这样的心理背景下所发生的事情。她的丈夫不能用语言表达自己的感受，就只好用行动了。

"红囡囡"之所以能够发现丈夫出轨，正是因为丈夫已经准备好了要让她发现，甚至，丈夫潜意识里非常渴望被"红囡囡"发现，这样他就不用再独自背负过重的心理压力。

如果感情并未彻底破裂，人们会为了自己的出轨行为，感到内疚和自我质疑，而这会让他们有很大的心理压力。当人们做出与主流价值观不匹配的行为时，内心里都会遭遇道德拷问，体验到自我认同的危机。所以在媒体的报道里，很多最终被归案的罪犯们都会说："当我被发现时，心里顿时感觉轻松了，以后再也不用东躲西藏。"如果用心理学语言翻译一下，这些话语背后的意义其实是：被发现之后，我终于可以拥有自我的一致性，体验到内心的平静和自由。

所以，被发现的犯罪分子，很多时候并不是被警方发现，而是潜意识推动着他们，做了一些容易让警方发现的行为，仅此而已。

如何应对出轨

如果人们可以从这个角度来理解，就会知道伴侣让你发现他的出轨，其实是在向你求救，他无法继续承受内疚感和内心的道德审判，所以希望通过暴露自己，把自己放在危险的境地，来邀请你和他一起去面对他的心理困境。但是大部分人在得知伴侣的背叛事实后，都很难冷静地理解到这一层。他们要么不由分说地责骂伴侣，把对方推到坏人的位置；要么是把矛头指向自己，认为是自己没有魅力，不够可爱。这些当然都不是真正的理由，而只是人们在遭遇突如其来的伤害时，急于找到"凶手"来为事情承担责任，这样就好将各种复杂的情绪找到一个地方去安放。

值得欣赏的是，"红囡囡"和丈夫用成熟的方式处理了他们的出轨危机（伴侣是一体的，虽然是其中一人出轨，另一个人也势必为此贡献了力量）。通常来说，在这样的时刻，伴侣们都需要围绕彼此的内心感受和对情感关系的期许，进行长时间的坦诚沟通。如果遇到困难，也可以一起去寻求心理咨询师的帮助。

伴侣们要如何才能知道，事情是真的已经在关系里成为过去式了呢？最直接的评判标准就是，经过一段时间的努力修复，看看两个人的滚床单是否已经恢复了亲密默契。

性原谅才是真正的原谅。如果出轨的事情虽然过去，却一直无法恢复滚床单，或者在滚床单的时候感受到勉强和排斥，那意味着真正的原谅还没有在心里发生，伴侣们还需要继续努力。

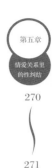

婚姻很幸福，却总想搞外遇？

U先生今年39岁，已婚10年。他和妻子是大学同学，毕业后又进了同一家公司工作。十多年来，两个人几乎每天24小时在一起，感情融洽，关系稳定。U先生对自己的生活很满意，认为自己最大的人生成就，就是娶了这个女人，生育了两个可爱的孩子。

但是这个婚姻幸福的人，却也有自己的烦恼。他的求助邮件是这样的：我和老婆感情挺好的，婚姻也很幸福，但是最近几年我却总想搞外遇，还不断幻想和别的人滚床单。我这样算是出轨吗？我是不是有心理问题？

关于性幻想

在展开回答U先生的困惑之前，让我先抛出一个段子和一组数据。

某女在同学聚会上遇到大学时期的初恋男友，还合了影。回家后跟丈夫提起这个初恋男友，发了一些时光流逝的感慨。然后第二天早上，丈夫跟她说："我梦见和超性感的美女在沙滩漫步，她还热情地跟我示爱。"

据美国的研究显示，有54%的男人和36%的女人性幻想对象都不是现任伴侣，有20%的男性和超过30%的女性的性幻想对象是自己的前任伴侣。哪怕是关系非常亲密的伴侣，也会经常幻想自己和别人滚床单。

把这两段话放在一起，会让人有无所适从的感觉。因为前者似乎在说，想搞外遇和性幻想伴侣之外的人与心理因素有关（丈夫嫉妒妻子见初恋情人，所以报复性地梦见性感美女示爱）；后者却说那是多么正常的现象，连感情很好的人也会这样做，所以只要停留于幻想就不是问题。

为什么同一个行为，可以有完全相反的说法，并且它们都是对的呢？这是很多人都感到困惑的问题。我的回答是：因为同一个行为，可以有多个角度去看待和评论。

比如，外遇。

外遇也有价值？

如果从社会学意义上来看，外遇有很多坏处。外遇是导致离婚的头号杀手，家庭的解体直接影响社会的稳定；外遇给家庭带来不安全的气氛，容易给孩子种下外遇基因，给孩子的心理和人格产生深远的影响；外遇对伴侣造成心理和精神伤害，导致抑郁和自尊受损，等等。

但是如果从心理学角度来看，外遇也不全是坏事，甚至一定程度上还有好处。离开一段不快乐的关系，是爱自己的表现（哪怕是用了有伤害性的方式）；外遇是为了解决内在的空虚感，否则当事者可能因对亲密的恐惧而发狂；外遇可以转移当事者对婚姻的不满情绪，进而延长待在婚姻关系里的时间等等。

若非面临大是大非的议题（如杀戮、侵害等），在一般性的社会

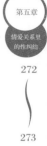

生活里，没有什么事情是完全对或完全错，也不需要非得去判定对错。做为普通人，我们要做的是通过已经和正在发生的事情，看见和理解自己，同时也能看见和理解他人，并在这个基础上去做出最符合内心的生活选择，从而活出真实的富有力量的自己。

这是读者们阅读这本书的意义，也是心理咨询师这个职业存在的价值。

说了点题外话之后，让我们把关注点拉回到既然婚姻很幸福，为什么还想搞外遇的话题上。

幻想即现实

心理学家曾奇峰写过一本书，名字叫《幻想即现实》，这个书名可以有多层含义。一层是说，你不断幻想和伴侣之外的人滚床单，没有意识到这是对伴侣的不满，或者意识到了但是自感无力改变，所以放任自流。如此一来，伴侣持续地做让你不满的事，使得你对这些不满的应对方式（说服自己、转移注意力、视而不见等）逐渐失去作用。由于种种原因，你也无法去和伴侣谈论你的感觉。那么慢慢地，有一天你可能因为某种很现实的、非主观故意的或者糊里糊涂的原因，和别人滚了床单。

于是乎，在潜意识的推动下，你的幻想变成了现实。

幻想即现实的另一层含义是，虽然是幻想的，但对于人的内心世界来说，就是反映了真实的存在。当你性幻想伴侣之外的人时，就是不满足于现在的生活——无论那不满是暂时还是长期——但那个不满无法或没有必要被表达，所以就演变为对他人的性幻想。但这本身并不是问题，而只是反映了当事者内心的真实感觉。因为那个不满并没有大到影响关系的稳定，所以大部分人都有能力消化那个不满，而让性幻想只是停留在幻想里，不至于付诸行动，所以才可以做到一边性幻想别人，一边和伴侣幸福愉快地滚床单。

幻想即现实还有其他更深的含义，比如人们虽然只是在幻想某个事情的发生，但是在内心感觉里却觉得事情像是就要发生，继而产生一系列真实的内心体验——焦虑、害怕、喜悦等。但是那些层面和本节的主题没有那么相关，这里就不再赘述。

有缘有故的幻想

大部分人的性幻想，都只是停留在幻想层面，而不会真的去把它变成现实。所以只把性幻想放在脑海里，没有付诸行动，当然不能算是对伴侣不忠，毕竟法律和道德只规定人的行为，而无权规定人的思想和感受。毕竟还是有很多人需要通过性幻想他人，让自己在滚床单时性感受更加强烈。

但是，从心理学角度来看，人不会无缘无故出现一个幻想画面——无论是性的幻想，还是吃的幻想。

如果你发现自己在幻想吃法国大餐的画面，无需心理学头脑，你会知道自己是渴望吃法国大餐了，并且对于自己面前的家常便饭有些不太满足。可是为什么当你幻想和伴侣之外的人滚床单时，却不能勇敢承认自己就是想和别人滚床单，对于身边的伴侣多少还是有些不满意呢？

我猜是因为对家常便饭不满意不会造成心理恐慌，因为你有能力安慰自己：对于普通老百姓来说，天天吃法国大餐的经济成本是太高了点，生活嘛，平平淡淡才是真！再就是，当你有一天临时起意真的去吃了法国大餐，也不会有人举着道德大旗过来惩罚你，那贴心的家常便饭也不会因愤怒而离开你，你什么时候想吃都还是能在餐桌上看到它。换言之，承认幻想法国大餐，不会给你带来损失和伤害，也不存在道德风险，一切都在可控范围内。

可是如果正视脑海里的性幻想，总会让人们涌起种种的焦虑和恐惧：我是不再爱我的伴侣了吗？我这样算是不忠吗？我有心理问题吗？我幻想中的画面会在现实中发生吗？就像U先生的问题那样。情急之下，人们会希望有一个专家跳出来说，这些幻想很正常啊，很多人都是这样的啊（很多教科书都迎合了人们这方面的需要），却无法像对待法国大餐的幻想那样平静处置。

这样做是无可厚非的，没有什么好或者不好。只是，如果人们认识到自己处理焦虑情绪的方式，那对自我的成长会有更多帮助。心理学认为，当一个人被情绪淹没的时候，思维是无法自由活动的。这也是有些人明明很有能力，但是到了某些时刻——面对强势的人、被讽刺挖苦、竞争压力等等——却变得无能愚笨、乏于反应的根本原因。

接受不完美的生活

如果U先生不再被恐惧情绪淹没，他将逐渐能看见一个事实：也许他真的对现在的生活有一些不满意，但那并不会带来灾难性的后果。

没有人可以过上完美的百分之百满意的生活。这个世界上也几乎不存在可以提供全然满足的伴侣，所以，就算你拥有大部分时候都感觉不错的婚姻，却依然对伴侣或现在的生活有一些不太满意，也不是什么罪恶的事，那并不意味着你不知足，更不是你的伴侣不够好。

因为，这才是生活的本质。不完美的生活的本质。

人们将因为对自己坦诚而体验到内心的平静，有力量去面对那些被隐藏了的不满足感，然后能够和不满足的感觉在一起，并从中认识和理解自己，让人生的发展更符合自己的内心意愿。比如，一边享受和伴侣共度的幸福时光，一边坦然地看到自己头脑里的性幻想，一边还能在行为上做出最有符合内心意愿的选择。当一切都是在意识的掌控之内，生活的稳定和安全感就更加足够，心灵和身体都将体验到更大的自由。

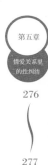

萨特和波伏娃：开放式关系的心理动因

孤陋寡闻如我，一直到2015年才知道"开放式关系"这个词。在一个小型聚会上，朋友提起豆瓣上的一篇文章，名字叫《于是我是人妻了》，文章的主人公和男友都在海外留学，他们是一对随时可能分手，时刻准备着爱上别人，但是又一起买了房子，对外以夫妻名义住在一起的情侣。

朋友说，在年轻人中间，这样的关系并不特别。

我确实已经不年轻了，所以不知道开放式关系很正常。后来有空去阅读那篇文章，发现这对情侣的爱情模板是萨特和波伏娃。嗯，我不了解开放式关系，但是我了解萨特和波伏娃。总算扳回一局。

什么是开放式关系

百科词条解释说，开放式关系是人际关系的一种。处在关系中的双方有保持关系的愿望，但是又不受传统的"一夫一妻制"的限制——随时可能允许第三者或第四者加入他们的关系。通俗来说，就是两个相爱的人生活在一起，对外以情侣或夫妻身份参与社会生活，但是他们只在精神和情感上忠于对方，身体却可以随时和任何人滚床单。

萨特和波伏娃就是这样的关系。他们互相表达爱意，承诺要做一对恋人，但是在人生的不同阶段，都另外拥有各种各样的情人，并且他们还相互交流与其他情人的相处细节。如果远远地看，这无疑是一种近乎完美的关系状态：有稳定的安全基地，然后再向外探索未知的领地，无论在外面经历了什么，随时都能再回到安全基地去，在那里被容纳和被抚慰。所以胡因梦曾经写道："我发现自己长久以来的两性关系一直卡在这样的矛盾中：我既想要个人的独立与自由，又想要一个稳定、持久、深入和全方位的关系。"

这可能是如今的很多年轻人都渴望的关系状态。但是，他们之所以有这样的渴望，其实是对自己有很深的误会而不自知。因为开放式关系的实质，并不是爱情关系，而更多充斥着亲情关系的特点。

相反的爱情和亲情

很多人都认为，结婚久了爱情会变成亲情。这个错误的认知，让一些人害怕进入婚姻，也让另一些人以此为理由倡导开放式关系。为了破除这样的误会，我以《爱情不会变亲情》为主题做过几次演讲。在演讲里，我详细剖析了爱情关系和父子母女关系的本质差异。

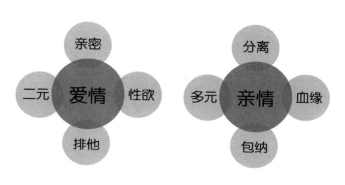

图5-1 爱情关系和亲情关系

爱情最终要去的方向是亲密和融合，而亲情却恰恰相反，亲情是要走向分离和区分的；连接爱情的主要因素是性欲，这是一种非常强烈的后天激发的心灵渴望，而连接亲情的是血缘，是一种细水慢流的与生俱来的生物本能。所以爱情需要人们刻意投入时间和精力进行经营，才能让关系中的人得到爱和滋养，而亲情则只需跟着生物本能，就能让关系中的人自然成长。只不过现代人经常反其道而行之——对爱情放任自流对亲情过度管制——最后导致大家都不高兴。

还有很关键的一条，爱情一定是排他的二元关系，而亲情却是包纳的多元关系。

多元关系不利于亲密，人的时间、精力和心理空间都是有限的，要同时经营多段亲密关系是不可能完成的任务，所以如果是多元的爱情关系，那么最后走向分离几乎是必然。而亲情则势必要多元，父亲、母亲和孩子的家庭组合，从各个角度都比父亲和孩子或母亲和孩子的家庭更幸福。相比较起来，双子女又比独生子女更有利于家庭成员的发展。如果父子母女的关系过于亲密（比夫妻关系更亲密），除了妨碍孩子去发展自己的人生——和父母分离是一种能力——对家庭的稳定和父母的心理健康也是非常不利的。

理解了爱情关系和亲情关系的差异，读者可能已经能想到，人们在渴望的开放式关系，其实有着孩童对父母的亲情的特点：又要在一起，但是又不要过于亲密，所以最终必将走向分离。

为什么有人会渴望孩童般的亲情关系，而非成年人的爱情呢？

答案很简单：孩童无需为亲情负责（那是父母的事），他们对这段关系无需承诺、无需付出、无需费心经营，在蓄足能量之后，随时可以离开而不用承受内疚——孩子本来就要离开父母去独立，这是他们无可争议的权力，更是人生使命。

在我看来，所有追求开放式关系的人，都是在生理上已经成年，心理却依然固着在幼年的某个时期。他们试图通过情感关系回到那个时期，以便完成当时未被满足的缺失和遗憾。

当然，他们不会成功。因为，童年已逝，已发生的客观事实永远无法改变。

要深入理解开放式关系的心理根源，就必须走进开放式关系的奠基人——萨特和波伏娃的关系里去看看。

萨特的家庭

萨特的父亲很早就去世了，母亲安娜·玛丽以寡妇的身份带着儿子回去娘家，过着寄人篱下的生活。整整六年的时间里，安娜·玛丽像女佣一样包揽了全部家务，却没有一点工钱。她不可以随便外出，情绪状态不能太积极也不能太消极（否则会受到惩罚），还必须承受外祖父母的唠叨和指责。做为一个处处受监视、对谁都屈从的卑微女人，安娜·玛丽无法得到任何人的尊重，包括她的儿子萨特。

　　但是这并不影响母子俩的亲密关系。他们一起读书、喝咖啡和共度午后时光，像是非常亲密的朋友那样相处。在很长一段时间里，他们彼此倾吐心声，互相依赖。在萨特的心目中，母亲的境地非常悲惨，是需要保护和支持的人。也许萨特很早就意识到，母亲对他的需要，远远大过于他对母亲的需要。这让他无暇顾及自己，而是尽心洞悉母亲的需要，并及时奉上自己。只要能令母亲高兴，他都愿意且乐在其中，哪怕母亲希望他像女孩子一样穿裙子。

　　做为漂亮的年轻寡妇的儿子，萨特还得充当母亲的保护者角色。在他的记忆里，曾经有这样一件事。一个被情欲冲动控制的男人，脸色煞白、两眼直直、近乎疯狂地盯着母亲看，口里还喃喃地对萨特说："你被宠坏了，你被宠坏了。"从心理学的角度来看，这段记忆恰好反映了萨特对母亲的复杂情感。

　　他在自传《词语》中写道："大约10岁时，我读了一本名为《横渡大西洋的客轮》的书，十分着迷。书中有一美国小男孩和他的妹妹，两人天真烂漫，彼此无猜。我总是把自己想象为这男孩，由此爱上小女孩贝蒂。很久以来我一直梦想着写一篇小说，写两个因迷路而平静地过着乱伦生活的孩子。"

　　性格柔弱顺从的安娜·玛丽，几乎没有发挥做为母亲的功能，她只是照顾萨特的饮食起居，用战战兢兢的声音为他读书，且经常读着读着就忘了萨特的存在，变成为自己读书。她从不像真正的母亲那样命令和训斥萨特，相反，她常常请求萨特保护自己，向他诉说自己的烦恼，以及幻想中的萨特的美好未来。安娜·玛丽称呼萨特"我的小男人"，"小侍从"，而萨特则将安娜·玛丽看作"大姐姐"。

　　现在读者就能理解，萨特为何想写乱伦的兄妹了吧。

萨特的心理动力

萨特不能把整个的自己——精神之爱和肉体之爱——都给波伏娃，但原因却并非他能用语言表达的那些。

心理咨询师们在临床工作中一再发现，男性在成长过程中缺乏父亲的参与，容易导致和母亲的关系过于亲密，那么在成年之后，他遭遇性功能障碍的可能性就会大增。比如萨特，他没有机会通过认同父亲而让自我得到发展，就只好压抑自己的性能量，让它孱弱到不能正常发挥功能——成年后的萨特性能力非常孱弱——因为这样可以避免乱伦的发生。这也是一种反向形成，正是因为性的欲望过于强烈，才要在强力的压抑下让性器官失掉一部分功能。

深层心理学的研究发现，人们的心理和情感模式在5岁之前就已经确定，随后的人生岁月不过是对那5年的不断重复。

萨特的两大渴望：

1）潜意识的渴望：拥有一位独立的有力量的可提供支持的母亲，同时得到个人的自由空间；2）被禁止的渴望：更进一步地和母亲亲密，全面地成为母亲的男人，并且不受到惩罚。

和波伏娃这样的女人建立一段开放式关系，可以最大程度上提供这样的满足。

首先，波伏娃像安娜·玛丽那样高大美丽，但是同时却拥有独立的富有力量的性格，尤其是有着鲜明的反叛性，这当然是安娜·玛丽最缺少的部分。其次，开放式关系的特点就是又有精神的亲密，又有身体的空间，在满足萨特对母亲的渴望的同时，还规避了被惩罚的风险（没结婚就不算乱伦），另一方面也是在重复着童年期和母亲的关系状态，那对他来说是熟悉而舒适的。最后，波伏娃对萨特的情感，既像当年的母亲安娜·玛丽那样强烈需要，又不像母亲那样是为了自我满足，更不会因为和别的男人结婚而冷落他。

这样的感情关系，除了能满足萨特的自恋和自我空间的需要，还提供了满满的安全和稳定感。

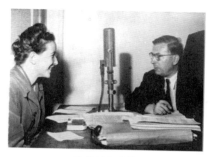

波伏娃与萨特

分析至此，我们也就不难理解，为何萨特可以接受波伏娃发展其他的恋人，并要求她向自己坦承恋爱细节。因为对他来说，母亲从来就有权力和其他男人滚床单，他不能完全拥有母亲，而只能拥有她全然的精神之爱。就像萨特和波伏娃商量开放式关系时所说的那样，"双方都保留一个空间，只能使双方的感情更加深入"，由于萨特和母亲之间有着血缘的空间，所以哪怕情感再浓郁恣意，也不会发生真正的性关系——在意识层面，连想一想都不可以——这反而让他放心大胆地付出全部爱恋，而无需承受负责任的压力。

波伏娃的家庭

波伏娃的母亲弗朗索瓦丝性格固执而多情，父亲却整天轻松活泼，无忧无虑。母亲喜欢沉静的二人世界，父亲却倾向于喧哗的人群。

波伏娃的父亲热爱戏剧表演，蜜月旅行结束后，他成为一名戏剧艺术老师，经常在家里给妻子上朗诵课，教她步法和化妆技巧，以及让她反复背诵诗句，直至可以登台演出。他们家变成戏剧集结地，也经常跟着业余剧团到处去演出。但是在那个阶层划分严格的社会，那些登台表演的女人被认为是轻浮的，哪怕波伏娃的妈妈只是业余演员。

所以波伏娃的奶奶和姨妈经常表达她们的鄙夷，连女佣都批评弗朗索瓦丝"穿成什么样子，像个怪人"。可以这么说，波伏娃父母对戏剧的热爱，让他们成为当时社会的边缘家庭。

波伏娃父母的婚姻，并没有因为他们的共同爱好而幸福恩爱。相反，他们的婚姻在蜜月旅行时就蒙上了阴影，因为波伏娃的母亲幻想里的湖边漫步，被父亲临时改成了喧闹的聚会。

母亲的婚姻表面华美，内在里却满是嫉妒和怨恨。丈夫经常送花给她，甜言蜜语声称很爱她，营造欢声笑语的家庭氛围，同时也毫不遮掩地游荡在各色女人之间，还常带着妻子去拜访自己的情妇，以及邀请情妇来家里做客。彼时弗朗索瓦丝非但不能表现不快，还要微笑着陪在丈夫身边，因为她是优雅的贵妇，以及，需要依附丈夫过活的女人。

做为在资产阶级传统中长大的淑女，弗朗索瓦丝有着高傲的自尊，她将强烈的失望和厌恶深藏心底，赞同所有人尤其是丈夫的意见，但是心底却对自己的人生失望透顶。在艰辛苦楚中，她把目光转向酷似自己的大女儿波伏娃，在女儿身上寻找着自己的影子，倾注强烈的情感和希望，努力让波伏娃走她设计的道路，希望通过塑造波伏娃的人生来扳回一局，母亲"独裁到了疯狂的地步"。

所以，做为守旧的天主教徒的女儿，波伏娃在14岁时突然不再信仰神，19岁就发表独立宣言说"我绝不让我的生命屈从于他人的意志"，以及"生活和创作的核心建立在令人惊骇的反叛性上"，并不是无缘无故。

波伏娃的心理动力

波伏娃用行动向母亲宣告：我不认同你，不愿意像你那样生活！我

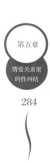

要成为一个人，而不是像你那样只是成为妻子、母亲和女人！我要自由地发出自己的声音，不要像你那样压抑对丈夫的不满和愤怒，表面上还要假装和谐！

但事实上，这又何尝不是母亲积攒在内心深处的声音呢？

在一定意义上，做为大女儿的波伏娃代替母亲完成了这个就当时来说过于宏大的梦想，哪怕是付出一生的内心平静，哪怕是牺牲儿时对婚姻的憧憬（波伏娃曾说，年轻时憧憬着与表兄缔结布尔乔亚式的家庭——即小资产阶级情调的温情家庭）。

为了成为和母亲不同的人，波伏娃做了很多很多。她做的其中一件事就是答应萨特，只是精神上忠于彼此，身体却可以自由游荡，还要向对方坦诚自己身体游荡的细节。

哪怕是放在如今的年代，很多人也会觉得这样的关系惊世骇俗，可是波伏娃却认为自己可以做到，她在给友人的信件中说"（对于萨特的情人）没有丝毫嫉妒的感觉"，了解心理原理的人都知道，如果她没有体验到嫉妒的感觉，恐怕这个词也不太会蹦进她的脑海里。所以朋友们说她是"等待萨特的女人之一"。

在《时势的力量》中，波伏娃对萨特的其中一段性关系表达了自己的绝望和迷惘，她说"我必须弄清楚自己的命运"。那一年她37岁，没有稳定的亲密伴侣，也没有子女，写作是她唯一可依赖和信任的东西。通常情况下，人到了这个年龄最渴望的是安定感，安定的关系，安定的生活，安定的内心。但波伏娃无法让这个渴望变成现实，因为母亲就是为了这些牺牲了太多自我的独立性。所以她独自痛苦，也独自承担了一切，同时继续回应着和萨特的"开放式关系"契约。

晚年的波伏娃在回忆录中承认："我试图在这种关系中得到满足，但我白费了力气，我在其中从未感到自在过。"

波伏娃就是这样疲惫地走完了她的人生，她通过对母亲的反叛，最终过上了像母亲那样的生活。深爱的男人一边对她表达热情和爱意，把他们的关系和生活塑造得美丽圆满，一边明目张胆地用行动告诉她：我还有很多别的女人，并且这个情况将是终生的，你不许表现得小气，不能嫉妒，不能离开，至于你内心的痛苦感受？那是你自己的事！

心理认同现象

波伏娃通过对母亲的反叛，终于成为了母亲的样子。这就是心理学所说的认同，即一个人变得像另一个人的心理现象，人们可能变成自己曾倾注强烈情感——爱或恨——的人，不由自主地。

心理认同的现象在我们的生活里比比皆是。在家暴家庭中长大的男孩，从小发誓长大了绝对不像父亲那样打老婆，有一天却突然将拳头挥向自己的妻子；母亲煮饭时喜欢切一小块面团放在一边，女儿并不知道她为何这么做，但是因为母亲都是那样做的，所以女儿长大后自己成为家庭主妇，也会在煮饭时切一小块面团放起来。动画电影《玛丽和马克思》里，玛丽的母亲不满于自己的生活，染上了酗酒的习惯。后来玛丽长大成人，遭遇了挫折的时候，也和妈妈一样沉迷于酗酒。

有时候，人们会认同父母的某个特质或行为；有时候，人们会认同他们经营情感关系的模式；还有些时候，人们可能两者兼有认同。波伏娃认同了母亲挑战传统的行为——到处登台表演因而被主流社会边缘化——成为一个坚定的女权主义者；也认同了母亲处理情感关系的模式——身处不快乐的关系却假装很享受——答应和萨特缔结"开放式关系"。不过有所差异的是，面对痛苦关系引发的嫉妒和情绪痛苦，母亲应对的方式是压抑和转移——默默忍受一切，同时把情感需要转移到女儿身上；而波伏娃的方式是合理化和升华——以自我独立为名赞美开放式关系，将心理痛苦变成写作的催化剂。

但是在本质上，她们并没有太大的差别。

没有无缘无故的爱，也没有无缘无故的恨，更没有无缘无故的行为和选择。

波伏娃的父亲认为自己有权力在妻子之外另有情人，萨特也这么认为。不出意外的，如今我们在搜索引擎输入"开放式婚姻"，也将发现在各种新闻报道里，开放式关系的倡议者大多都是男性，并且是那些有一定社会资源的男性。另外，"开放式关系"在男同性恋群体里也比较常见，却鲜见女性群体这样倡议。

在我看来，这段被很多人膜拜的开放式情爱关系，只是一个被俄狄浦斯情结所困的男人和一个不惜代价反抗权力控制的女人携手合作，以自恋为食材，以幻想为佐料，以爱情为点缀，用整整51年熬制而成的卖相精致、味道却并不鲜美的法式浓汤。

波伏娃之所以愿意陪萨特煲这碗特别的法国浓汤，一方面当然是因为爱，但更大的原因也许是反叛心理，波伏娃的内在动力，真可以用"哪里有压迫，哪里就有反抗"来形容。

开放式关系的实质

让我们来想象一下波伏娃的生活。她确实拥有了一段情感关系，但是心里却知道这段关系永远不会全然属于她，是永远。

当她需要帮助的时候，爱人却以独立的个人空间为名不能很快出现；当她孤独和悲伤的时候，爱人却因为要和别人滚床单而无暇顾及她；当她的爱情仍然炽热，渴望爱人召唤她回去时，对方却说不要，我还没和情人快活完呢。她必须随时考虑如果失去这段关系，自己的生活要怎么安排。在这种情况下，无论是现实生活还是内在感受，始终都被不确定感所笼罩，让她根本无法对未来做出长远的规划。

也许和萨特的痛苦爱情，促使波伏娃写出很有影响力的作品——痛苦情绪是艺术创作的推动力——但是，如果她没有耗费太多心力在痛苦纠缠上，很有可能会写出更多作品，让自己的才华更大程度上发光发热。

最后，我认为渴望多元的开放式关系，同时又在行动上去实施的人，大多是因为没有能力建立二元的亲密的爱情关系。一对开放式关系的伴侣，更像是在用行动表达：我爱你，但是我无法让全部的自己都属于你，那么，就让我们来一场不确定的旅程吧！

开放式关系决不是人类婚姻的未来，因为"一夫一妻制"并不是凭空而来。人类从群婚乱婚到一夫多妻，再到如今的"一夫一妻制"，都是人类文明进化的必然产物。

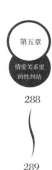

"一夫一妻制"是人类高级进化的衍生物

每当想要说明新鲜的性伴侣对滚床单快感有多重要，我总会提到小白鼠的交配实验：如果是同一个母鼠，公鼠的交配频率就会越来越低，直到彻底停止；如果科学家每隔两天就给它换新的母鼠，那么公鼠就会不停地交配，停都停不下来。

虽然人类不会像动物一样除了吃就是性，生活在条件反射的控制之下，但是在滚床单这个事情上，和小白鼠的差别却真的不太大。最常见的现象是，一对热恋中的伴侣刚刚在一起时，恨不得每天都在床上度过，但是在一起五年、十年或者三十年之后，多性感的情趣内衣都无法帮助伴侣们维持滚床单的热情。

这真是一件蛮让人沮丧的事。

激情不是爱情

人们不得不悲哀地承认，那种热烈的、忘乎所以的、天天都想在床上度过的爱情，确实短暂得很！短则一天，长也不会超过半年。如果任由失望的情绪蔓延，无疑对人类的健康有损害，于是心理学家们经过缜密的研究，开创性地提出了闪闪发光的见解：爱情初期的那个感觉啊，并不是真正的爱情！那只不过是激情，是一种化学反应，所以不持久是很正常的。

听到并相信了这个理论的人，一时间都觉得焦虑情绪得到了安抚。不再狂躁，不再困惑，也不再对自身的情感和行为变化感到愤怒，而是安安心心地和没有太多性激情的伴侣生活下去，也开始寻找各种可能来帮助自己，好把这段关系维系得更合意一些。于是人类世界就有了五花八门的爱情理论，也有了为数众多的婚姻和情感专家。嗯，我也是其中之一。

从整个人类族群的发展和心理生理进化的角度来说，"激情不是爱情"真是很棒的理论，在拯救人类于水深火热之中的同时，更是帮助人们更好地在地球生存，最大化开发人类智能，进而创造更辉煌卓著的文明的重要助力！

"激情不是爱情"这句话，除了成功教化人类忍受和同一个人滚床单一辈子，还有其他更深的价值和意义。

"一夫一妻制"的必然性

美国进化生物学家摩尔根说："一男一女结对同居的倾向，并不是人类的常规，而是像心灵上的一切伟大的感情和力量一样，都是由经验产生的。"

如果翻译成比较通俗的语言，这句话的意思是说，一夫一妻的婚姻制度，是人类经过长期的摸索、尝试和总结之后，在各种经验的基础上发展出来的迄今为止最有利于人类的关系模式，它不是无缘无故凭空想出来的，而是人类在漫长的进化过程中，经由生活经验总结而来，也是被某种伟大的难以逻辑化的情感和力量召唤而来。

咦？这么高深。怎么不说"一夫一妻制"是反人性？我们的先祖可是群婚制呢！

可能有些读者会这么想。要说明的是，在我其他的书和文章里，也曾经谈过关于"一夫一妻制"违反人类本性的特质，这个观点我至今都没有改变。

但这次我想和读者讨论的是另一个角度。

人类之所以不遗余力维护一个违反自身本性的制度，并且还有那么多人愿意主动遵守它们，那必然是因为这个制度能给人类带来很多好处（这么高智能的物种，不会干赔本买卖），以前我们只讨论"一夫一妻制"带来的社会管理、经济共享、身份认同、合作育儿等现实的利益，但事实上，它还有着更加重要的精神、心理和智慧超越的因素——让我们把它放在整个人类族群的进化过程中，深入探讨这个部分。

人类的进化方向

人类最初和动物没有差别。或者我们可以说，最初的人类，就是动物大家族中最普通的成员之一。

直至一个偶然的机会，人类开始直立行走，解放了双手，大脑也随即飞速发育，就这样逐渐产生了神奇的思维和自我意识。人类的进化就此偏离动物轨道：行为和反应不再只是本能的条件反射，而是有能力审时度势为自己做出最优选择，必要时还会暂时牺牲眼前的好处，以求得更长远的更大的利益——即延时满足的能力。在随后的进化过程中，人类始终致力于训练延时满足的能力，以便彻底脱离动物族群，成为凌驾于动物之上的更高级的物种。

所以，人类的进化方向和动物很不同，甚至是完全相反的。

比较理想的高级进化后的人类状态，是最大程度上摆脱动物性的条件反射对自己的控制，成为一个可以自我驾驭——在本能和自控之间来去自如——的拥有高级智慧的生物，进而能够去发现更多价值，最大化开发人类的智能，发展更辉煌的文明，成为地球和宇宙空间的创造者而非破坏者。

物种进化的条件

要进化到这样的程度，人类就必须在满足安全、吃和性的基础上，置放大量的时间、精力和注意力——即心理和精神的力量——在自我开发和自我提升上。假设每个人的极限都只有10kg时间和精力，那么这些有限的时间和精力如何分配，将决定了人类进化（个人发展）的高度和广度。

为了更具体地说明这个概念，让我们先来看看大熊猫如何安排自己的生活。

当我第一次在动物园见到大熊猫时，心情是非常惊讶的。大熊猫的皮毛黑白相间，坐在一堆绿色的竹子里很是醒目，它完全无视围观人群的骚动，就那样自顾自地吃啊吃啊，一直吃，一直吃，吃得天昏地暗。它那一刻也不停嘴的吃劲儿，竟让我产生一种莫名的恻隐之心：它的人生就是这样在吃里度过吗？

网络资料证实了我的猜测，大熊猫真的每天花十几二十个小时吃东西，并且全年无休。也就是说，大熊猫的生活内容就是两件事：吃和睡。它几乎连发呆、娱乐和谈恋爱的时间都没有，否则就无法维持生命所需。

但事实上大熊猫在分类上却属于食肉目动物，它至今保留着肉食动物的生理构造，比如消化道粗短而简单，没有食草动物细长的肠道和复杂的胃等。据说导致大熊猫从习性上退出肉食动物群体的原因，是基因突变导致它们对肉类的氨基酸鲜味失去感官能力，只能从植物的味道里体验到快感。无论大熊猫从杂食动物转向专门以竹子为食物的原因是什么，这样的转变都直接导致它们在进化过程中的退化。因为竹子里的纤维较多，营养成分难以吸收，它们必须在吃东西上花费几乎全部的时间和精力，而这直接导致它们失去学习和思考的空间。

物种的进化总是需要某几个聪明者，在满足了基本的生存需要之后，开始尝试对日常生活进行改造，在获得新的经验和能力之后，再慢慢向族群的其他成员传授，或者通过基因向后代遗传——后天学会的能力可以被遗传——及至完成整个族群的进化。然而在大熊猫群体里，却无法产生这样的先行者，因为它们必须终其一生都在吃和睡中度过。

日本导演宫崎骏也在其影片《千与千寻》里表达过类似观点。

女主角千寻和父母来到一个无名小镇，镇中央有一个无人看管的餐馆，美食堆得像小山一样。千寻的父母顾不得管孩子，也无视女儿的恐惧，旁若无人地坐下来大快朵颐，吃着吃着他们就变成了肥头大耳的猪，语言和情感能力完全退化，不再能和千寻进行交流，也认不出自己的孩子。直至影片结束，千寻带着求来的解药回去，父母还在餐馆里吃啊吃，除了体型变得更加肥胖之外，其他都和当初千寻离开时没有两样。

人类进化的过程

我们不难想象，在蒙昧的无婚乱交阶段，先祖们虽然不至于和大熊猫一样除了吃就是睡，但也是在吃、睡、性上用去9kg的时间精力，能留下1kg用于娱乐和社交就已经不错了。所以先祖们在最初数百万年的进化是非常缓慢的。只是从南方古猿进化到会使用石器的能人阶段，就用去了大约三百万年左右，从能人进化到与现代人比较接近的智人阶段，又用去一百多万年。可是，当人类进入智人阶段以后，突然就开启了火箭进化模式，从智人到现代人，用了十万年；现代人从诞生到发展出灿烂辉煌的文明，只是一万年而已；而现代人从与动物分享生存空间进化到地球霸主，竟然只用了区区一百年。

智人发生了什么神奇的事，让他们突然变得不同于远祖们呢？

历史教科书告诉我们，除了更加灵活地使用工具，更有开创性的是智人掌握了人工取火的方法，这是人类获得对大自然的控制权的开端。2016年上映的电影《奇幻森林》就表达了没有甲胄、犄角和翅膀的人类在掌握这个能力之后，被动物们神话为拥有无限神力的恐惧和无助。那些此前需要耗费大量工夫才能做到的事——比如狩猎，有了更好的工具和人工取火的能力之后，难度系数徒然就下降许多。就是这样，智人逐渐不需要在生存和繁衍上耗费所有力量，他们只要拿出8kg的时间和精力就可以活下去。

那么，多出来的1kg可以做什么呢？

当然是思考和创造！

文明对进化的影响

智人创造了被现代人称为母系氏族公社的族群组织，大家围聚在一起过着互帮互助的定居生活，并发展出各种婚姻制度的雏形，从群婚、同辈婚到对偶婚，以及各种族群管理的制度和文化。俨然是一个完整社会了。族群组织给人们带来身体的安全感和心理的归属感（解决了吃睡问题），同时也为人们提供了生活的范本（完美解决滚床单问题）。每当夜幕降临，智人不需要担忧睡觉时被猛兽袭击，更无需耗费心思去寻找滚床单的对象，因为一切都已经被族长安排好；当清晨的太阳升起时，智人也无需发愁这一天该做什么，是否有饭吃，因为族群会保证食物的平均分配，也会给不同年龄和不同身体条件的人规定相应的工作。

慢慢地，智人用在生存和繁衍上的时间精力逐渐减少，因为他们越来越安全，社会也越来越有秩序——稳定和安全是族群发展的基础——无论对于社会，还是做为个体的人，都是一样的重要。当智人可以用3kg的时间精力进行思考和创造时，生产力也更进一步地发达，聪明的现代人就此进化成功！正因为如此，男性迅速崛起，取代女性成为人类社群的管理者，并思考各种长久统治女性的方式，比如从利于男性统治的角度创造了文字，创造了各种政治和社会制度，发明各种打压女性自我意识的理论和故事等。

后来的事我们都知道了，一部分现代人（权贵阶层）彻底摆脱了为基础生活需要——吃和性——操心的命运，他们每天的工作就是思考和创造，然后驱使另一些人帮助他们将这些思考和创造变成现实。无论是某个制度的建立和改革，还是一座宫殿的设计和建造，抑或是艺术和科学技术的发明，无一不是这样的诞生过程。换句话说，正是因为大量奴隶主、领主、皇帝、大臣等拥有资源的人，不需要在生存和性竞争上耗费心理和精神力量，现代人才得以创造那么瑰丽辉煌的人类文明！

"一夫一妻制"的契机

但即便如此，在那个历史阶段，人类依然是自然界食物链上的一员。如鲁迅在1920年代发表的小说《祝福》里，还有人类被野兽叼走吃掉的情节。也就是说，一百年以前的现代人虽然进化出各种智慧和能力——能写作优美的诗词乐曲，发明有极大杀伤力的火枪大炮，建造辉煌宏伟的宫殿，颁布系统的制度、文化和法典——却并未真正跃上食物链的顶端。

不久之后，人类进化出严肃的"一夫一妻制"。

男人被要求同一阶段只能拥有一位妻子，也不可以在婚外拥有情人。这项制度被写入法律，在价值倾向上成为个人道德的一部分。非常巧合的是，也是在这个阶段，人类完成了在食物链链条上的最后一跃，彻底变身地球霸主！如今，人伤害动物的事情每天都在发生，反过来的概率却几乎是零。除非人类主动跑到动物园的兽笼里，或者独自到密林深处探险，如果因此出现动物伤人的事件，也会被做为新闻广为报道。

在20世纪40年代，人文学者乔治·马尔多奇曾对238个国家和地区进行考证，当时只有43个国家是一夫一妻的婚姻制度，到了几十年后的当代社会，这个数字增加到了230个。而仅有的几个保留一夫多妻制的国家，社会的贫富悬殊非常大，整体性的经济发展也相对落后。所以我们可以说，"一夫一妻制"与社会经济的发达程度呈正比，是无需论证和推理的事实。一个国家的经济越发达，在法律和道德层面就越认可"一夫一妻制"，相应的，女性的社会地位也越高。

综上，"一夫一妻制"是人类向高级阶段进化的衍生物，或者还可以反过来说，当人类对滚床单的欲望有所下降时，多余出来的时间、精力和注意力可以用于思考和创造，这将更有利于整个人类族群的智能进化。关于这个观点，在下一小节我将有更加详细的论述。

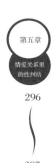

人类的未来：精神性快感大于生理性快感

性是地球上所有生物的本能驱力，这驱力强烈到超乎人类的想象。动物们与生俱来的声音、气味、色彩、行动都和性本能有关。为了在性的竞争中获胜，让自己的基因得以传播，动物和植物们竭尽所能发展出各种各样的本领。对于它们来说，哪怕付出全部10kg的精力和时间都不算什么，因为它们中的很多是以受伤、残疾或牺牲生命为代价的。

人类的本性也和生物一样，在性驱力的驱使下，为了得到滚床单的机会，让自己的基因延续下去，愿意付出一切。为了鼓励人的这种本能，造物主为人类构造身体时，甚至要创造性高潮这么美妙的东西。在传播基因生育后代的同时，还能体验到语言都无法描绘的奇妙快感，人类当然更加愿意在滚床单这个事情上投入时间和精力。

早期人类的抉择

造物主在送给人类性高潮这样的礼物时，顺便也带走了一个很重要的东西：发情期。人类没有明显的发情期，女性在排卵时也毫无征兆。所以单从女人的外表来看，男人并不知道她是否正处于关键的繁育期，也就无从判断和谁在什么时间滚床单，会更容易留下自己的后代。

这么一来，男人为了提高延续自己基因的概率，就只能有两个解决方案：要么尽可能和更多女人滚床单——优点是提高命中率，缺点是必须尽全力让女人只和同一个男人滚床单，否则就无法确定后代的血缘归属；要么是和同一个女人尽量多地在不同的时间段滚床单——优点是可以明确孩子的血缘归属，缺点是久而久之滚床单的热情会有所下降。

在很长一段历史时期，男人们——当然是拥有资源的男人——本能地选择了提高命中率的方案，同时也承担了随之而来的各项压力。他们不得不苦思冥想各种各样的办法——法令、制度、故事等——去教化女人，好让她们安心把自己的性关起来，全然依附于对她有控制权的男人。那意味着在人类族群里，50%的成员耗费大量时间和精力，去思考如何控制另外的50%成员，而被控制的50%成员只能小部分地参与社会的发展和创造，大部分时候，她们要忙于和同类战斗，忙于和自己的需要战斗，也忙着通过生育来保护自己。以及，受制于种种因素——医疗落后、先天不足和情绪困扰等——她们还忙着生病和死亡。

终结性竞争

正如前文所述，如果一个人在滚床单这样的基础需要上花费的时间精力越多，用在思考和创造上的力量就会越少。

同样是上午10:00-11:00的一个小时，把它用于工作思考，用于伴侣谈心，还是用于发展新的滚床单对象，无论是在个人层面，还是在社会的发展层面，都将带来不同的结果。就算不能在思维层面总结出这样的规律，潜意识和宇宙规律也会促使人类进化更优的选择。所以慢慢地就有了"一夫一妻制"的诞生，这是人类向更高级阶段进化——更加脱离动物界——的标志。

　　"一夫一妻制"，可以让所有人免于性竞争带来的焦虑，男人不再把性和基因传播当作唯一使命（已经有了保障），女人也无需把所有的时间精力都用于争斗和生育——相反，当女人的力量被释放之后，以前人类族群需要消耗5kg时间精力的事，现在只需要放0.5kg在上面就能轻松解决。

　　不得不说，这是解放人类心理和精神力量的创举！

终结死循环

　　"一夫一妻制"大大减少人们为滚床单的精力投入，稳定的伴侣关系让人们任何时候需要滚床单，都可以轻易地得到满足，而无需再耗费时间和精力去重复追逐的过程。在群婚乱交（即开放式关系）和一夫多妻制阶段，人们需要不断重复如下循环：

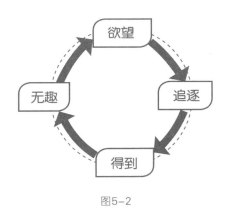

图5-2

　　一夫多妻制和开放式关系，意味着人们的欲望可以完全不加限制。然而人的生理性欲望从激起到满足，有着明确的周期性。就像小白鼠实验的启示一样，如果没有在性关系里加入情感、心理和精神的部分，那么一段关系从需要出发，最终走向无趣就是必然。彼时人们就会涌起新的欲望，然后不得不进入下一个追逐循环里。

假设每一个循环消耗不低于5kg的时间和精力，那么人们在群婚乱交（开放式关系）和一夫多妻的生活状态下，就只有5kg时间可以用于满足吃、睡和思考创造。可想而知，这无论对于个人的生活发展还是人类族群的进化，都是不利的。

当"一夫一妻制"诞生以后，人们在经历了第一个循环以后，不再开始新的一模一样的循环，而是进入到另一个完全不同的循环里：

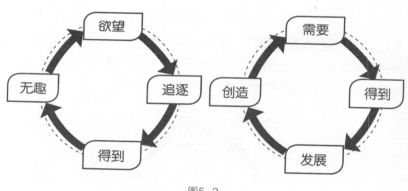

图5-3

在这个新的循环里，伴侣们的"欲望"变成了强度稍低的"需要"，情绪不再是高昂激情的状态，而是变得温暖平静。在一对一的关系里，较多层面的熟悉——身体、性格、价值观、生活习惯等——带来心理上的亲密，这将帮助人们体验到生命早期在母体里的同在感，发展出对自我、他人和情感关系的信赖感，并学习到情感的可得性——即"当我有需要时，就可以得到满足"这种心理上的感觉。

这种情感和需要的可得性，让伴侣们可以互相支持，共同去发展和创造他们想要的生活。当人们不再需要循环往复地去开发新的性关系，必然就会空出大量的时间、空间和精力，那么这个部分就可以投入到爱、艺术、商业、文学、哲学、科学、文明、精神、社会等等促进人类智能进化的领域，在创造更高的文明的同时，必将也给个体带来语言所不能表达的幸福、喜悦和满足。

伴侣们终将发现，在稳定的"一夫一妻制"里，他们的性关系更富有层次和深度，性高潮的体验不仅仅停留在生理性的快感，而是迸发更多精神性的快感。当人的精神世界足够丰盈，精神上的愉悦满足所带来的快感，必将远远超越生理性高潮所带来的快乐，因为精神的快感更持久、更稳定、更富有力量，也更震撼人的身体和心灵。

终结性污名

从社会意义上来说，在"一夫一妻制"背景下的滚床单，性和性高潮不再有神秘感，把性回归到性的存在本身，而非被赋予道德、宗教和政治意义，也不再顶着基因繁衍、族群使命那样的大帽子。人们将不再需要把性污名化，任何人无需为自己的性需要感到羞愧，性不再是一种严苛的道德，而变成和吃、睡、娱乐一样，只是做为人类的基础生理需要，做为日常生活的一部分，自然存在的一部分，那么无论是对于做为个体的人，还是对于整个人类社群，都是一种巨大的解放和超越。

想象一下如果有一天，人们见面打招呼时不再是"今天你吃了吗"，而是自然的"今天你做了吗"，这个社会将是多么放松舒适。啊，这样的图景真是迷人得很，不知道在我有生之年，是否还能有机会体验到。

如何通过伴侣关系体验"情感和需要的可得性"，然后超越生理性快感，去创造属于你们的精神性快感呢？又是怎样为自己留出思考和创造的空间，以便更好地自我进化？

我的建议如下：1）建立观察、理解和反思自己的习惯；2）让生活稳定而有秩序，每天留出独处的时间；3）构建相爱的伴侣关系。前面两条可以独自完成，可是伴侣关系却必须要另一个人的全心配合，所以看起来第三个要实施起来会比较麻烦。但实际情况却是相反，伴侣关系往往反映了人们和自己的关系——换句话说，如果你发现和伴侣的关系纠结痛苦，那一定是你和自己的关系出现了问题。所以只要一个人能够做好自己，管理好与自己的关系，相爱的伴侣关系就是必然要发生的事。

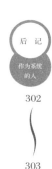

后记　做为系统的人

直至全书完稿，我开始进行修改时，才发现书里有很多圆形的循环图。在写作之前，它们并没有出现在我脑海里。我是说，它们都是在写作过程中自己蹦出来的，就是在那个地方，那样的时刻，有声音说在这里应该加个图。

循环图就是这样被绘制出来。当然事情也并非那么偶然。万事万物都是循环，且循环线上的元素互相促进，彼此影响，是我这些年观察到的一种现象。

我们的世界，就是在一个又一个系统里反复循环。这些系统互相关联，又彼此促进，大系统包含着小系统，小系统构成了大系统，从细胞、身体到人，从家庭、社会到国家，再从国家、世界到地球，然后是太阳系、银河系、宇宙……

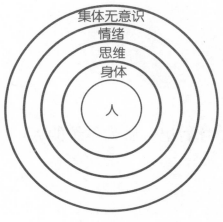

集体无意识
情绪
思维
身体
人

人的系统

做为一个系统而存在的人，能够被客观看见和触摸的只有身体，其他的诸如思维、情绪、精神等无形的部分却经常被忽略。然而这些被忽略的，却经常是一个人最核心最重要的部分。无论我们抱持什么态度，它们都在人的系统里，以其固有的规律循环地运转，无声无息地影响着——积极的或负面的——我们和我们的生活。

如果不经过审慎的思考和耐心体会，几乎没有人能跳出那些负面的循环，因而陷入自茧自缚般的无力无奈里。期待本书可以让读者对自己，对性，对社会有更深的认识，并由此离开旧的负面的循环，进入新的积极的循环，进而拥抱更加自由舒适的性福感。

本书谈及的某些观点不见得能让所有人认同，毕竟有些内容还未及被科学论证，在科学至上的21世纪，不能被计算和证伪的理论，终归是要被人质疑的。

不过，我由此想到心理咨询被认识的过程。神经科学还不太发达的时候，人们也一度怀疑基于心理假设的精神分析是否有用，因为它的理论也不符合现代科学的"可证伪"原则。所以在很多人的心目中，弗洛伊德都被认为是哲学家，甚至是宗教教主，而非心理学家。

在被称为"脑的十年"的20世纪九十年代，神经科学的蓬勃发展和神经影像学的创新技术，让弗洛伊德在《科学心理学纲要》里提出的梦想——把人类心灵的理论落实在神经心理学上——有了实现的可能。

让我们以掌管情绪学习和记忆的杏仁核为例，来谈谈现代神经科学对心理治疗的最新研究。

杏仁核位于前颞叶背内侧部，附着在海马体的末端，它又被称为"生存中枢"，因为当人们面临安全威胁时（愤怒的表情或咆哮的大狗），它负责做出勇敢战斗还是转身逃跑的瞬间决断，而这个过程在一秒之内就能完成。而让杏仁核做出反应的依据，往往是那些极其内隐的无法用语言描述的记忆痕迹，是超出人类知觉之外的。比如在童年早期被无情抛弃或虐待的人，可能不自觉地把别人伸出的友谊之手解读为危险的信号；比如经历过大地震的幸存者，可能被楼上邻居推倒桌椅的声音惊出一身冷汗，甚至反射性地往门外跑。

换言之，杏仁核的反应越是非理性地活跃，个体内心的安全感就越弱，心理健康程度也越低。

在心理治疗的过程中，很多人都对谈论令人悲伤的往事感到困惑。"事情都已经发生，现在再来说还有什么意义？"这是大部分人心中的疑惑。而神经科学的研究告诉我们，讲述那些过去发生的创伤事件，并对事件引发的情绪体验进行定义，能够降低创伤事件对神经系统的负面影响。

研究者让被试者看着令人悲伤的画面，同时按照指令对这些画面进行描述，杏仁核的激活程度会远远低于不对画面进行描述的被试者。大脑研究还显示，对困难的情绪体验进行重构（换个角度看问题），可以起到调节杏仁核反应的作用。通过关注呼吸过程中的身体，情绪的调节能力也可能得到提高，尤其是在缓慢呼气可以降低杏仁核的放电，使大脑和身体安静下来，那么自我的理解和成长也就有了基础。

这个发现无疑让很多人都欢欣鼓舞，也让心理治疗师这个职业越来越被人们认可。

我好像在谈心理治疗的起效原理，但其实我想说的是，人们耗费精力研究心理治疗的神经学原理，无非是为了将之纳入科学范畴，以便给从业者找到一个好位置。就像美国早期的精神科医生为了保住自身的社会地位，要求心理治疗师必须有医学背景（中国也有这样的趋势）。这样的人为拼接，实质上是忽视了心理学和心理治疗之间的天然鸿沟——前者确实是一门理论科学，而后者却更多是一门艺术。人们不要求音乐家去证明乐曲的内在有什么科学依据，因为那时我们可以相信自己的感官。但是对于爱、情感、自我、潜意识等等类似这样的领域，却是那样的陌生和无从下手。

所以，现代人需要科学。

依赖科学、逻辑和实证研究，是现代人寻找内心安全感的重要途径。因为哲学思考、情绪感受、人文精神这些东西，实在是过于浩瀚无垠，总给人一种无力掌控而只能身在其中的感觉。这些看不见摸不着的东西，甚至都很难用语言和文字来描述清楚，更难从他人那里得到"我也是"的回应。这实在是一种令人恐惧的状态：你知道它就在那里，却非但不能驾驭和使用它，它的存在却反而折射出你的渺小和孤独，而你知道，这就是你生命的本质。

所以，人们需要逃入科学，在那里寻找清晰的、准确的、易于交流的存在感。

物理、化学、数学、天文等学科，其实就是规律和逻辑的科学，而这对人类的发展非常重要。在漫长的进化过程中，我们的祖先发

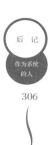

现，如果可以在广袤的宇宙空间里找到规律，就能得到对世界的控制感和心理上的安全感。人类也是在这样的基础上，发展出了改造世界的能力，即所谓顺势而为——如果无法看到那个"势"，恐怕也为不出个所以然来。

但即便如此，一个毋庸置疑的事实是，世界上仍然有很多人类智能暂时无法到达的领域，也不是所有的现象都能够被科学证伪，但那并不意味着它不存在，或者其存在没有合理性。就像做为系统而存在的人，身体之外的部分无法被看见，却始终都在运行，并拥有超出人类想象的力量。